山西名医名派经验传承资源库

中医名家临证实录丛书（第二辑）

郝海蓉 编著

任浩 任顺平 审订

脾胃病证治精粹

山西出版传媒集团

山西科学技术出版社

·太原·

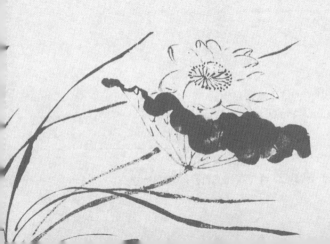

图书在版编目（CIP）数据

脾胃病证治精粹 / 郝海蓉编著 . -- 太原 : 山西科学技术出版社 , 2024.4

ISBN 978-7-5377-6342-4

Ⅰ . ①脾… Ⅱ . ①郝… Ⅲ . ①脾胃病－中医治疗法
Ⅳ . ① R256.3

中国国家版本馆 CIP 数据核字 (2023) 第 251337 号

脾胃病证治精粹
PIWEIBING ZHENGZHI JINGCUI

出 版 人	阎文凯	
编 著	郝海蓉	
审 订	任 浩 任顺平	
策 划 编 辑	翟 昕	
责 任 编 辑	杨兴华	
助 理 编 辑	文世虹	
封 面 设 计	杨宇光	

出版发行　山西出版传媒集团·山西科学技术出版社

地址：太原市建设南路 21 号　邮编　030012

编辑部电话　0351-4922078

发行部电话　0351-4922121

经　销　各地新华书店

印　刷　山西海德印务有限公司

开 本	787mm×1092mm　1/32
印 张	6.75
字 数	150 千字
版 次	2024 年 4 月第 1 版
印 次	2024 年 4 月山西第 1 次印刷
书 号	ISBN 978-7-5377-6342-4
定 价	38.00 元

出版者的话

1.本书用药配伍和药物剂量为作者个人的临床经验，读者一定要在专业医生的指导下辨证应用，不可盲目照搬书中内容。

2.书中出现的对中、西两种医学各有褒贬的论述为作者个人观点，不代表出版社观点。

山西科学技术出版社

前　言

中医发展讲究传承。在中医药事业百花齐放、蓬勃发展的今天，学习与交流显得尤为重要。我是中医科班出身，在对消化系统疾病的临床实践中，逐步形成了独特的诊疗体系。本书彰显了个人特色，蕴含了中医思维，现与广大读者分享，以激发兴趣，启迪智慧。

中医认识疾病，首先要掌握大方向。作为一名脾胃病科医生，如何认识消化系统的生理功能和病理变化，是辨治的基础。脾气宜升，胃气宜降，胃常有余，脾常不足。湿邪是重要的致病因素。久病入络入血，多从瘀论治。根据中医五脏一体的学术思想，总结出"六位一体"的多维辨证方法，从胃辨治为常法，从"脾胃肝胆肠"论治为变法。另外，要特别重视土木关系，提倡身心共治。这部分内容主要体现在本书的第一章。

面对疾病诊察手段的不断发展，我们的辨证体系也应与时俱进，具体表现为宏观与微观相结合，重视胃镜观察结果。借鉴中医外科学观察局部皮损判断寒热虚实的思路，通过观察消化道黏膜状态，精准施治。对于早癌征象，及早中西医结合干预，以求更好的临床疗效。

针对某些典型疾病的因机证治体现出的共性，在本书的第三章有详细介绍，包括肠易激综合征、反流性食管炎、溃疡性结肠炎等。在介绍疾病的过程中，我们以中医辨证为核心，西医诊断为基础，不仅阐述了中医认识，也总结了西医的研究现状，体现了中西医结合的思想。另外，多次用到中医外治法，这也是本书的一大特色。临床经验来源于实践，也回归于实践。典型病案也可以进一步加深读者的印象和理解。问渠那得清如许，为有源头活水来，中医药事业的发展必须要"守正创新"。在做好经典传承的同时，更要临床科研两不误，理论实践两手抓。除此之外，人才培养是关键，这得益于一代代中医人前仆后继的努力，薪火相传，才使得中医药这份宝贵财富在历史的长河中长盛不衰。

感谢任浩老师、李宝乐老师、李娜老师、刘媛老师以及所有在本书成书过程中给予大力支持与帮助的人。

目录

第一章　学术思想

从医40年，深刻认识到医者仁术，性命攸关。若要很好地承担起这项神圣使命，必须精究经典，博览医籍，精通医理，夯实基础，固其根本。笔者从任顺平教授这些年治疗脾胃病的临证经验中，提炼出行之有效的诊治疾病的学术思想和诊疗特色，以期对从医者有所帮助。

/调治中焦脾胃，谨守六大治则/

一、脾气宜升，胃气宜降，"通降"思想，升清降浊

"通降理论"的创立基础可源于《黄帝内经》中《素问·五脏别论》所述的"六腑者，传化物而不藏，故实而不能满也"，东汉张仲景提出治疗脾胃病应该顺应脾胃之升降特性，并首创辛开苦降之法，清代叶天士作为治疗脾胃病的集大成者，所著《临证指南医案》中提出"脾胃之病，虚实寒热，宜燥宜润，故当详辨。至于'升降'二字，尤为紧要"。养胃阴以达通降，而除胃病，"阳土喜柔，偏恶刚燥，若四君、异功之类，竟是治脾之药，腑宜通即是补"，将苦辛通降法与"轻可去实"及"升降浮沉"理论相结合。

脾胃病科的大多数疾病，都需要注意"脾气宜升，胃气和降，升清降浊，胃肠乃治"的重要性。尤其是在治疗反流性疾病中，在运用"通降理论"的基础上，任教授提出"胃肠同治"，对"通降理论"进行了进一步丰富、充实，应用于临床取得了很好的疗效。"胃肠同治"法强调通腑气、降胃气，是"通降理论"的具体诠释。

气机理论是中医独具特色的理论之一。中医理论中的气包含两个方面内容：一是指人体内的气——"营气之道，纳谷为

宝，谷入于胃，乃传之肺，流溢于中，布散于外"；二是作为人生命存在的大环境——"天地之间，六合之内，其气九州、九窍、五脏、十二节，皆通乎天气"。"百病皆生于气也"体现了气机对健康的影响，人体内外上下无时无刻不在进行着气机的运动，其升、降、出、入这四种形式不仅反映了脏腑功能的活动，同样表达了机体的病理信息，气血盈虚失常，升降失调即可致病。

"六腑以通为用""胃气以降为顺"，降则和，不降则滞，反升则逆，"通降"是胃生理特点的集中体现，胃液、胆汁皆以沉降为顺。因此，通降胃肠、和胃降逆是贯穿脾胃病治疗始终的最基本治法。而"降"字则是整个治疗中的核心，以降疏其壅滞，消其郁滞。任教授结合从医30多年的经验所研制的和胃合剂，由小柴胡汤、平胃散、乌贝散、旋覆代赭汤加减化裁而成，运用和胃合剂治疗胃食管反流病、功能性消化不良等，临床疗效良好，且复发率低，值得临床推广。

总体来看，脾胃为中土，清代医家张琦《素问释义·玉机真脏》篇："中枢旋转，水木因之左升，火金因之右降。"体现了脾胃作为中枢的作用。脾土左升，阴升而阳化；胃土右降，阳降而阴化，一阴一阳，又为枢纽，阴阳调和，病焉丛生？

值得注意的是，"通降"理论不可等同于"攻下"理论。"攻下"理论在脾胃病治疗方面也有很多医家在运用，大多局限在使用大黄、承气汤类方以达到通腑攻下的治疗。但是，"通降"理论不可等同于"攻下"理论，前者为顺应脾胃之升降特性，正如叶天士所说的"脾胃之病，虚实寒热，宜燥宜润，固当详辨"。结合古籍及临床实践，任教授认为"胃肠同治"亦是丰富了"通降理论"。"通降"理论的治疗目的是恢复脾胃的通降之性，应该审证求因，因势利导，而非纯用攻泄之"下"法。任教授在治疗胆汁反流性胃炎时常加用大黄2~3g，常言"腑气不通，则胃气不降"，大黄起到了通腑气的作用，而最终达到了降胃气之根本。

二、顾护脾胃，善祛湿邪，湿离脾安，他邪难存

凡致病具有重浊、黏滞、趋下特性的外邪，称为湿邪。湿为阴邪，易损伤阳气，阻遏气机。脾主运化水液，性喜燥而恶湿，故外感湿邪，常易困脾，致脾阳损伤，运化无力，从而使水湿内生、停聚，发为泄泻、胀满等症，正如《素问·六元正纪大论》云："湿胜则濡泄，甚则水闭胕肿。"因湿为重浊有质之邪，侵人易留滞于脏腑经络，阻遏气机，使脏腑气机升降失常，经络阻滞不畅，湿阻中焦，脾胃气机升降失常，纳运失司，则脘痞腹胀，食欲减退。湿性黏滞，易阻气机，气不行则湿不化，其体胶着难解，故起病隐缓，病程较长，反复发作，或缠绵难愈，这与多种消化道难治性疾病有关。

在临床实践中，任教授认为，湿邪多与他邪相兼出现，而致湿热证、寒湿证、风湿证，故湿邪是脾胃病的主要病因，顾脾胃、祛湿邪是治疗脾胃病的常法，湿邪得除，他邪乃去。具体而言，湿为阴邪，性重浊黏滞趋下，治疗湿邪宜"燥之""化之"。芳香药物轻扬、流利，主升发宣散，大多性偏

温燥，且脾为仓廪之官，喜燥而恶湿，而"香能醒脾"，芳香药有醒脾祛湿的重要功能，故临床上出现湿邪多用藿香、佩兰、砂仁等药。若为脾胃虚弱而出现的内生湿邪，则以健脾祛湿为主，常得良效。

三、脾常不足，胃常有余，健脾和胃，中焦无疾

在脾胃病的诊治中，任教授认为，"脾虚证"的出现较多，其多由饮食失调、劳逸失度、久病体虚所引起。脾有运化食物中的营养物质、输布水液以及统摄血液等作用。脾虚则运化失常，并可出现营养障碍，水液失于布散而生湿酿痰，或发生失血等症。如脾虚而泄泻，就是因脾气虚，或病后过服寒凉，或饮食失节，或劳倦伤脾所致之泄泻，临床见大便时溏时泻，迁延反复，完谷不化，饮食减少，食后脘闷不舒，稍进油腻食物则大便次数增多，面色萎黄，神疲倦怠，舌淡苔白，其脉多虚濡或沉缓、细弱，在《医宗金鉴》中言"有胃强脾弱一证，胃强所以能食，脾弱不能消化"；脾虚而胀满，多因脾虚饮食难以运化，中气痞塞而引致腹胀，《景岳全书》中言"胃病则贲响腹胀，脾病则腹胀善噫"；脾虚而生风，又脾主四肢肌肉，脾虚引动内风而致的病证，临床以手足微搐、肢冷、昏睡露睛、口鼻气微为主症，多由吐泻药或食损脾所致。

现代人的脾胃病多可见"胃强"之象，胃强而脾弱，胃主受纳腐熟水谷，胃气太强，气有余便是火，胃火炽盛，则见胃的消化功能过强，出现饮食过多、消谷善饥，脾主运化，脾的功能减弱而不能运化水谷精微充养机体，津亏肠燥则见便秘，

或脾的功能减弱，水湿停滞，清浊不分，清气在下，则生飧泄，临床症状可表现为胃纳如常或食欲旺盛，而见大便不化或溏薄泄泻。脾运化弱，胃纳强，任教授的这种辨证思路体现了"脾胃分治"的必要性。因此，脾病多虚证，而胃病多实证，强调胃病的病因多伤于食，伤于气。故其常用神曲、炒二芽20~30g以消食和中，健脾助运，验于临床，常得奇效。

四、久病入血，难症入络，血药乃愈，舒经得通

脾胃病常常经久难愈，任教授认为初病在气、久病入血入络是病情发展的规律，脾胃诸病缠绵不去，反复发作，导致体内气血流行受阻，脉络中必有瘀凝，正如《素问·痹论》云："病久入深，营卫之行涩，经络时疏，故不通。"又如《难经》云："气留而不行者，为气先病也；血壅而不濡者，为血后病也。"故对时轻时重，时发时止，年久不愈的脾胃顽症痼疾当从瘀论治。

举个例子，临床上很多消化性溃疡患者往往反复发作，病程较长，如出现夜间痛、痛位固定、舌紫暗等症状，瘀血停留日久，阻碍中焦气机运行，气血运行不畅，脾胃化生之水谷精微不能有效地濡养局部，从而不利于黏膜组织的自身修复和再生，导致溃疡缠绵难愈、反复发作，需活血化瘀以"祛瘀生新"。再如慢性萎缩性胃炎患者，久病易导致脾胃虚弱，中焦气虚则无力推动血液运行，久之瘀阻脉络，西医无特效治疗方法，但胃镜下观察以胃黏膜的固有腺体萎缩为特点，即腺体体积缩小、数目少、腺体间质增宽、异常腺体增生，这些变化均

可导致胃黏膜变薄，局部毛细血管减少，致局部微循环障碍，活血化瘀药可对化生性病变有促进吸收作用，改善微循环可有效缓解萎缩的进一步发展，故治疗时应重视活血化瘀药物的运用。

五、重视木土，情志贯穿，疏肝抑木，健脾扶土

"从肝论治"脾胃疾病是任教授在门诊中常常用到的治疗原则之一，强调木土关系之密切。肝气瘀滞，横逆犯胃，胃失和降，则会出现胃脘、胁肋胀满疼痛，嗳气、呃逆、吞酸，情绪抑郁，不欲食，苔薄黄，脉弦等上消化道症状；肝失疏泄，横逆犯脾，脾失健运，则会导致肝经经气不利的胸胁胀痛和脾运化不利，出现腹胀、便溏等下消化道症状。

关于木土关系，任教授认为，也能从脏腑配属上阐述，肝胆属木，脾胃属土，肝胆木克脾胃土。清代叶天士有言："脾胃当分析而论。盖胃属戊土，脾属己土，戊阳己阴，阴阳之性有别也。脏宜藏，腑宜通，脏腑之体用各殊也。"因此，木土关系应用到消化系统疾病亦应当分论，故将木土关系分为肝胃、胆胃、肝脾等关系，脾宜升则健，胃宜降则和，故又将木土关系按照消化系统发病部位不同分为上消化道以"肝胃不和"为主，属木土关系中的肝胃关系、胆胃关系，治以疏肝和胃。下消化道则以"肝脾不调"为主，治以肝脾同调。另有《素问·宝命全形论篇》谓："土得木而达。"王冰注《素问》言："达，通也，出也，行也。"即木对土有疏通、畅达的促进作用。木气畅达的同时可以促进土气生化、受纳的作

用，以此可以抑木扶土，使木土相和。

再来看看肝与胃，同属于中焦，从生理上来看，肝主疏泄功能密切联系着胃的受纳腐熟功能。《临证备要·吞酸》云："胃中泛酸，嘈杂有烧灼感，多因于肝气犯胃。"肝主疏泄的功能失常，常常表现为肝气的疏泄不及和太过，肝疏泄不及，则肝气郁结，常表现为精神抑郁，此时肝气郁滞常常犯于胃，引起肝胃不和，表现为胁肋部、胃脘部的胀满疼痛，不思饮食，嗳气、呃逆、吞酸，情绪抑郁，苔薄黄，脉弦等症状；若疏泄太过则肝气上逆，亦可导致气机郁滞，此时又可见肝郁化火，气机不畅，常引起情志活动亢奋，表现为胃脘灼热疼痛，痛窜两胁，每因恼怒加重，面红目赤，口干口苦，舌红苔黄而干，脉弦滑数等症状。

胆与胃的联系常常被很多人所忽略，胆为"中精之府"，其依附于肝。《灵枢经·四时气》篇中记载"邪在胆，逆在胃，胆液泄则口苦，胃气逆则呕苦"，说明胆胃关系密切，一方面胆可以作为起病之源，而胃则为传病之所，胆汁的排泄失常可以导致胃气的上逆，进而发生"口中苦"的症状；另一方面，也可见胆升太过，胃失和降的发病机理，可以引起咽干、口干、口苦、胃脘嘈杂、吐酸呕苦等表现。口苦的病机是胆汁为苦，胃气上逆而呕逆胆汁则口苦。

在木土关系中，任教授认为一定要把握肝随脾升，胆随胃降，共同调节气机的升降平衡。从脏腑气机的运动方向来看，木土关系的气机运行规律可以概括为肝气主升，胃气主降，肝之升气制约胃气，防止胃气降而太过；胃之降气又能制约肝气，防其升发无度。《素问·五脏别论》篇中的"水谷入口，则胃实而肠虚；食下，则肠实而胃虚"就体现了胃气通降的重要性。只有保持通畅下行，才能气得上下，五脏安定，血脉和利，精神乃居。

最后来看看肝与脾的联系，肝脾在病理上相互影响，即无论肝病传脾，还是脾病传肝，最终都会导致肝脾同病，可以分两个维度来理解：

1.肝病及脾

《素问·气交变大论》曰："岁木太过，风气流行，脾土受邪。民病飧泄食减，体重烦冤，肠鸣腹支满，上应岁星。甚则忽忽善怒，眩冒巅疾……反胁痛而吐甚。"其中"甚则忽忽善怒，眩冒巅疾……反胁痛而吐甚"等属于肝阳上亢的症状。因为太过属实，肝实则侮脾土，导致脾土受邪，所以出现"民病飧泄食减，体重烦冤，肠鸣腹支满"等脾胃疾病。如《素问·气交变大论》曰："岁木不及，燥乃大行，生气失应，草木晚荣，肃杀而甚，则刚木辟著，柔萎苍干，上应太白星，民病中清，胠胁痛，少腹痛，肠鸣溏泄。"其中"胠胁痛，少腹痛"之症状，当属于肝胆之阳气不足，不能温养经络。不及属虚，就会遭到不胜者之轻侮，出现"少腹痛，肠鸣溏泄"等脾胃症状，可见不仅肝实可以导致脾胃疾病，肝虚也会出现脾胃疾病。

2.脾病及肝

《素问·气交变大论》曰："岁土太过，雨湿流行。肾水受邪。民病腹痛，清厥意不乐，体重烦冤，上应镇星。甚则肌肉萎，足痿不收，行善瘈，脚下痛，饮发中满食减，四肢不举……病腹满溏泄肠鸣。"其中"中满食减，四肢不举……病腹满溏泄肠鸣"等属于脾胃疾病。因为太过属实，脾实则传肾水，应该出现肾脏疾病，但是却出现"肌肉萎，足痿不收，行善瘈，脚下痛"等筋病。肝主筋，也就是说脾病实际上导致肝病更常见，这也符合"气有余则侮己所不胜"之论。《素问·气交变大论》曰："岁土不及，风乃大行，化气不令，草木茂荣，飘扬而甚，秀而不实，上应岁星，民病飧泄霍乱，体重腹痛，筋骨繇复，肌肉胸酸，善怒。"其中"飧泄霍乱，体重腹痛"等属于脾胃疾病症状，而"筋骨繇复，肌肉胸酸，善怒"属于肝胆疾病症状。可见脾土不及会出现肝木疾病症状。这也说明土木之间的关系比其他脏之间的关系更加密切，一损俱损，一荣俱荣，需要特别对待。

任教授临床上常用的方剂柴平汤就是调和木土关系的主要体现，这个方剂首见于《景岳全书》，由《伤寒论》小柴胡汤与《太平惠民和剂局方》平胃散合方而成。本方古人原用来治疗湿疟、食疟等病，症见"发则寒热，一身尽痛，脉濡"。而任教授用小柴胡汤疏利肝胆、调畅情志，用平胃散化湿和胃理气，湿去则脾胃自健，情绪舒畅则病无反复，体现了"从肝论治"，强调肝木对脾土的克伐，上消化道疾病应和肝胃，下消化道疾病则应调肝脾。

六、六位一体，中焦条达，胃肠疾患，非独胃也

脾胃为中焦气机升降之枢纽、后天之本、气血生化之源，

脾气充足、健运有力，则可敷布精微津液于全身，为身体所用，然从中医整体观来说，五脏之间在生理、病理上相互联系，五脏分属五行，遵循着五行生克制化的规律，因此在脾胃疾病的发病过程中自然存在着五脏相关的病理机制。《素问·咳论》有云："五脏六腑皆令人咳，非独肺也。"而脾胃病的发生则"非独胃也"。从胃论治为常法，而从"肺脾肝胆肠"论治为变法，任教授解释如下：

1.从"胃"论治脾胃病

许多脾胃病病因实则为多因素所致胃气上逆之故，从"胃"论治脾胃病是常法，最易理解。任教授认为，胃属六腑，胃的生理特点集中在"降"字上，胃为水谷之海，通降是胃的生理特点的集中体现。而胃病的病理特点集中在一个"滞"字上，胃为传化之腑，胃内瘀滞宜降，而想运用好降胃气之法，应从理解"通降理论"做起。实滞则消积导滞，虚滞则补虚行滞。东汉张仲景顺应脾胃之升降特性，首创辛开苦降之法，叶天士所著《临证指南医案》云："脾胃之病，虚实寒热……至于'升降'二字，尤为紧要。"一直到当代名医董建华教授的"通降论"学术思想，提出以降为顺，因滞而病，以通祛疾，也是降胃气治疗脾胃病的基本思想。代表方剂：平胃散合旋覆代赭汤加减。平胃散可和胃运脾、理气化痰，旋覆代赭汤能补益胃气、降逆化痰，两方联用以健脾和胃、升清降浊。

2.从"脾"论治脾胃病

从"脾"论治脾胃病，用脾胃同治法。首先，饮食不节损伤脾胃；或久病伤脾，脾气虚弱，脾气不升，胃气不降而发病。其次，任教授认为，从"脾"论治不仅要重视脾胃虚弱的基本病机，而且更要重视脾脏喜燥而恶湿的特性。脾虚常因湿困，湿阻中焦，则脾胃气机升降失常。笔者认为，湿邪往往与他邪相兼出现，致湿热证、寒湿证，故湿邪成为脾虚型脾胃病的病因之一，顾脾胃，祛湿邪是治疗脾胃病的常法，湿邪得除，他邪乃去。代表方剂：香砂六君子汤合旋覆代赭汤加减。任教授在此方基础上常加煅瓦楞子、海螵蛸制酸和胃，或加神曲、炒二芽加强健脾消食之功。

3.从"肝"论治脾胃病

从"肝"论治脾胃病，用肝胃同治法。《金匮要略》中有言："夫治未病者，见肝之病，知肝传脾，当先实脾，四季脾旺不受邪。"从"肝"论治法强调了木土的关系密切，脾胃之为病，一则为自身之虚弱，受劳倦、饮食所伤，令虚者愈虚；一则为他脏所致，其中尤以肝之变动最为常见。肝主疏泄，调畅全身气机，肝气疏泄功能正常是胃肠运化功能正常的一个重要条件，凡忧思恼怒，皆可致肝气郁结，疏泄功能异常，在上则为呕逆嗳气。肝气犯胃、肝胃不和是其病机，注重疏肝气、降胃气是从肝论治脾胃病的途径，这是将"通降理论"与"五行理论"相结合的方法。《临证备要·吞酸》有云："胃中泛酸，嘈杂有烧灼感，多因于肝气犯胃。"叶天士言："肝为起病之源，胃为传病之所。"《沈氏尊生书》云"治肝"以"安胃"，且"食积则化热，气郁则上逆"，均体现了从"肝"论治的重要性。其次，精神心理因素在脾胃病的发生、发展中有重要的影响作用，肝行木德，主藏血，主疏泄，喜条达，宜通而不喜滞，宜散而不喜郁，脾胃化生气血而养肝，精神心理因素与脾胃病可互为因果，相互影响，因此从"肝"论治很有必要。代表方剂：柴平汤合旋覆代赭汤加减。小柴胡汤以疏利肝胆，调畅情志，平胃散化湿和胃理气，湿去则脾胃自健，情绪舒畅则病无反复，体现了从"肝"论治，再加旋覆代赭汤助降逆和胃之功。

4.从"胆"论治脾胃病

从"胆"论治脾胃病，用胆胃同治法。如《灵枢经·四时气》所言："善呕，呕有苦……邪在胆，逆在胃。胆液泄则口苦，胃气逆则呕苦，故曰呕胆。"胆气犯胃可造成多种脾胃病。肝与胆相表里，胆胃均属腑，其气以降为顺，以通为用，应既降胃气，又下利胆气。代表方剂：通降汤。本方由半夏泻心汤、左金丸、枳术丸、旋覆代赭汤化裁而成。半夏泻心汤寒热并用以和脏腑阴阳，辛苦合用以复气机升降，补泻兼施以调虚实，左金丸辛开苦降，共收清肝泻火、降逆止呕之效，枳术丸通腑气以降胃气，旋覆代赭汤降气平逆。诸药合用，苦辛通降，寒热平调，使胆气得利、胃气得降。

5.从"肺"论治脾胃病

从"肺"论治脾胃病，用肺胃同治法。脾胃与肺生理上密切相关，病理上相互影响，从肺论治脾胃病可用宣肺、降肺、润肺等治法。脾胃之病从肺论治的思想源于《黄帝内经》，其中《灵枢·经脉》篇有云："肺手太阴之脉，起于中焦，下络大肠，还循胃口，上膈属肺。"《素问·平人气象论》篇有云："胃之大络，名曰虚里，贯膈络肺。"《素问·经脉别论》篇又云："饮入于胃，游溢精气，上输于脾。脾气散精，上归于肺，通调水道，下输膀胱。"说明肺与中焦脾胃既在结构上密切联系，构成了脏腑表里阴阳的络属关系，又在生理功能和病理变化上相互影响。

人体气机运行正常，其中"肝、脾"主升，"肺、胃"主降，在重视胃气上逆的同时，切不可忽视肺气上逆。脾胃为"轴"，脾胃主升降，肺为气之主，肺胃之气皆以下降为和，并可互为影响。胃气上逆，则肺气不利，如《四圣心源》云："胃逆则肺金不降，浊气郁塞而不纳。"《素问·咳论》云："聚于胃，关于肺。"姚止庵注："聚者壅也，关者闭也，言气壅闭于肺胃也。"脾胃气机升降失常，饮食湿浊聚于胃而成痰，肺脉连胃，上渍于肺，肺气受阻，清肃失司，乃生咳嗽、上气喘满、咽喉不利等肺气不降之症。例如胃食管反流病（GERD）的食管外表现，如哮喘、慢性咳嗽等症，多为肺系疾病，肺失宣降与胃气上逆并发，理应从"肺"论治，效果甚好。代表方剂：半夏厚朴汤合旋覆代赭汤加减。若GERD患者出现咳嗽、哮喘等较重的食管外表现，酌加桔梗、枇杷叶、苏子、桑白皮、陈皮以宣肺降逆，化痰平喘。若患者见咳痰黄稠，舌红苔黄腻，脉滑数等痰湿化热表现，任教授常加小陷胸汤，以清热化痰，宽胸散结，助肺气宣降。

6.从"肠（腑）"论治脾胃病

任教授临床论治脾胃病一贯推崇"通降"理论，而又提出从"肠"论治，其实质是"胃肠同治"之法。人体内外上下无时无刻不在进行着气机的运动，气机的运动包括升、降、出、入这四种形式，降则和，不降则滞，反升则逆，"通降"是胃生理特点的集中体现。胃液、胆汁皆以沉降为顺，通降胃肠，和胃降逆是贯穿始终的最基本治法。"胃肠同治"法，强调通腑气而降胃气，是"通降理论"的具体诠释。通腑气若用在下消化道，以通利肠道之气为代表。"六腑以通为用"，"通降"是胃肠生理特点的集中体现，胃气、腑气皆以沉降为顺，故通降胃肠，和胃降逆可作为治法之一。此外，任教授还强调"通腑气"不可等同于"攻下"，后者在脾胃病治疗方面也有很多医家在运用，但大多局限在使用承气类方以达到通腑攻下的目的，三承气汤源自《伤寒论》，后世医家用的"攻下"之方多从三承气汤加减而来。而"通腑气"理论的治疗目的是恢复脾胃的通降之性，应该审证求因，因势利导，而非纯用攻泄之"下"法，如邪气偏盛，病情属实者，"通腑气"以祛其邪实为主，消食、清热、通便皆可，不可误补；正气不足，病情属虚者，"通腑气"以补虚为主，健脾、滋阴、温中皆可，不可妄攻；而虚实夹杂者，则应攻补兼施。代表方剂：枳术汤加味合旋覆代赭汤。任教授常在此方基础上，加用焦槟榔以加强行气通腑之功，若合并大便秘结，亦可加用承气类方，以清肠通腑，胃肠同治。

/诊疾病索证型，辨证重视"精准"/

　　病证结合，就是在明确疾病性质的基础上，把握证型，以此发挥中医辨证论治的优势。在消化系统疾病中，内窥镜及影像学检查的运用实质上可以作为中医"广义望诊"的范畴，这样对疾病的性质更加明确。"精准医学"一度是西医学的概念，但任教授认为，中医辨证在掌握疾病本质的前提下，也可以做到"精准"，需要注意以下几点：

一、病期的精准辨证

　　现代疾病的诊断大多要求区分疾病的分期和分型，这样对疾病程度和预后的判断都有帮助。根据中医学理论，任教授结合多年的临床经验，比如通过对溃疡性结肠炎的病因、病机进行分析，针对活动期溃疡性结肠炎提出从"疡"论治，创新性地提出"三结合"治疗溃疡性结肠炎的理论，在辨病与辨证结合治疗的基础上，将整体与局部、内治与外治相结合，充分发挥多靶点、多层次、全方位的中医特色与优势。任教授认为，根据溃疡性结肠炎病机中湿热阻滞、气虚血瘀、脾虚湿阻及脾肾阳虚之证型，可以采用清热燥湿、益气活血、健脾利湿及温补脾肾等治法，高度概括溃疡性结肠炎活动期以"湿热瘀毒为主，正虚为辅"，而缓解期以"气虚为主，瘀血湿阻为辅"。

在诊断及治疗上，辨证分期论治，各期侧重不同。清肠化湿兼顾补益正气，益气化瘀不忘清化湿邪。

溃疡性结肠炎活动期常表现为湿热瘀毒壅盛，明代薛生白认为，热得湿而热愈炽，湿得热而湿愈横。湿热两分，其病轻而缓；湿热两合，其病重而速。湿热之邪一旦结合，势必影响气机的升降出入，气为血之帅，气行则血行，气滞则血瘀，血液运行受阻，瘀阻脉络，导致湿、热、瘀三者相互搏结为瘀毒，治宜以清肠化湿解毒为大法。因此，任教授认为，外感六淫之邪中风、寒、暑、火任何一种邪气侵袭人体皆易施治，但如与湿邪相合，则甚为棘手。因湿邪为阴邪，其性重浊黏滞，无论是风湿、寒湿，抑或是湿热、暑湿，湿邪贯穿疾病始终，倘若湿邪得去，风寒暑热诸邪无所依附，邪气随之消退。故溃疡性结肠炎活动期首辨湿热，立足三焦，结合舌脉，使湿邪分消治之。而溃疡性结肠炎缓解期常表现为气虚血瘀湿阻。《素问·阴阳应象大论》亦有"壮火食气……壮火散气"之说。《医林改错·积块》中说："血受热则煎熬成块。"因气为血帅，气行则血行，疾病日久则正气损耗，气虚无力推动血行，血液瘀阻肠络，故有"久病必瘀"之论，治疗当以健脾化湿、益气化瘀为主。现代医学有研究认为，溃疡性结肠炎缓解期患者肠黏膜及黏膜下的血管内形成了微血栓，进而导致血液不能正常运行，并且溃破肠壁周边细小血管中存在微血栓附着，大剂量运用低分子肝素和丹参制剂能有效缓解其症状。显而易见，健脾化湿、益气化瘀之法与之相类似。"精准"的辨证，就是要在病证结合、分期分型的基础上，对方药配伍、方药剂量酌情调整，才能做到有的放矢、精确治疗。

二、寒热虚实的精准辨证

寒热虚实的辨证是对疾病状态和机体反应的基本把握，是临证遣方用药的根本所在，也是在确定疾病的阶段和层次时不得不考虑的问题。寒热辨证主要辨析疾病的性质，虚实辨证主要辨析正邪的盛衰；寒热中有病性的转化，虚实间有病情的进退，疾病的递进演变有阶段和层次，在每个不同的阶段和层次上寒热与虚实的问题相互交织又相互统一。任教授认为，在理论上，寒热虚实往往十分清楚，而在临床上，单纯的寒、热、虚、实某方面的表现非常少见，因病机上的寒与热、虚与实是相互传变的，常常以交叉错杂的特点存在，只是寒热虚实的偏重不同而已。对寒热虚实的治疗，宜遵循"寒者温之，热者寒之，虚者补之，实者泻之"的原则。任教授在诊治脾胃病时，发现在寒证与实证或虚证相结合、热证与实证或虚证相结合之外，亦有寒热错杂之证，如上热下寒、上寒下热。

再比如，脾胃系统疾病发病多由烦恼多怒、抑郁憋闷、意志不遂而起，初伤气分，肝郁气滞，肝气太过，戕伐脾胃，导致肝脾不调或肝胃不和的病理，即叶天士所言："肝为起病之源，胃为传病之所。"或饮食失宜，胃气受损，土虚则肝木易乘，表现出胃脘疼痛、嗳气、腹胀、反酸等症状。脾运化失常则湿邪内生，湿郁化热，湿热内蕴，可见恶心，甚则呕吐，口中黏腻，口泛污浊之气，胸骨后或胃脘有灼热感，纳呆腹胀，大便溏垢等症状。而且，脾胃功能升降失司导致气血生化乏源，病机由实转虚，气虚日久致气阳两虚，症见神疲乏力、畏寒肢冷、胃脘隐痛、喜温喜按、大便溏薄等；血虚日久可致阴津匮乏，症见形体消瘦、口干渴饮、大便秘结等。若病情迁延不愈，病机更为复杂，最终常表现为寒热虚实夹杂的状态，可见口干喜冷饮而胃脘隐痛，喜温喜按，或胃脘灼热作痛而形寒肢冷，或口苦反酸，酸水浓烈，而大便溏薄。任教授在临床上常用半夏泻心汤，以辛开苦降、寒温并调治疗脾胃系统诸多证候，并提出"一分寒证用一分热药"，根据患者寒热程度将药物按比例配伍（1:9, 2:8, 3:7……），从而达到寒热虚实的精准辨证。

三、标本兼治的精准辨证

主症是能够反映疾病本质的一个或几个症状，是治疗的主要目标，对辨证及主方的选择具有决定性作用。朱丹溪有言："欲知其内者，当以观乎外；诊于外者，斯以知其内。"（《丹溪心法·能合脉色可以万全》）中医学认为人体表里内外相互联系，有诸内者，必形诸外。抓主症，某种程度上是对病机及病程精确的量化把握后有针对性地选方、用药。

如临床常见的肠易激综合征（IBS），临床表现为腹部不适或疼痛，并伴有排便性状、频率改变，任教授认为从木土关系来看，下消化道疾病应注重调整肝脾关系，故将IBS的中医辨证归纳为"脾虚与肝郁"，以本虚标实之间的量化关系表示。若腹痛即泻、泻后痛减，或有腹胀作痛、泻秘交替，以"痛"为主症，此渗泻中满的肝郁症状较脾虚更为明显，以肝郁气滞为辨证重点，方用痛泻要方合四逆散疏肝理气，辅以健脾固本；若患者诉泄泻、便溏，或于食后即泻，或因进食油腻、生冷，以"泻"为主症，辨证为脾虚气滞证，选用参苓白术散为主方健脾化湿以治本，佐以疏肝，在此基础上进一步伴有或病情发展为"清晨即泻""神倦畏冷"等五更泻之主症，则加用四神丸温肾助阳；若主症"痛"与"泻"并重，则以参苓白术散合痛泻要方疏肝与健脾并用。此外，因"脑肠互动"生理调节系统的存在，IBS是消化系统身心疾病之一，任教授认为，在抓主症的基础上兼顾次症及病因，辅以合欢皮、预知子、木蝴蝶、郁金等疏肝解郁调神，标本兼顾令处方完善，实现"精准"治疗。

苔乃胃之明征，是明确虚实标本的重要体征，临床中不乏症状表现相似或无明显临床症状的患者，任教授在临床中将舌苔作为重要的主症，根据舌苔的有无、厚薄、色泽等来推断邪实的多少、不同邪气的占比。脾为湿土，易受湿邪困阻，苔腻即有湿，薄腻者燥湿为主，厚腻者宣上、畅中、渗下三法共施；当舌苔黄白相间时，辨黄与白之占比以量化热与湿之多少。

除此之外，一些已明确诊断的疾病某一阶段症状往往较为相似、中医证型较为固定，经过长期临床验证，这些病症的对应处方具有可靠的疗效，任教授认为，有时这些西医诊断也可作为主症，为治疗提供参考，如消化性溃疡常于秋冬季节发作或反复，活动期以胃脘隐痛、空腹痛甚等脾胃虚寒证多见，老年患者或症状不明显的患者常直接以黄芪建中汤加减治疗；胆汁反流性胃炎患者常口干口苦、腹中畏寒、嘈杂善饥、舌苔黄腻，症状寒热错杂，无法统一，又因碱性消化液逆流于胃，非以半夏泻心汤苦辛通降不得愈；慢性萎缩性胃炎胃镜微观辨证强调胃络瘀阻，在治疗中也必加入丹参、莪术、三棱等药对组合以活血通络。

　　临床中四诊、化验、辅助检查等任何信息都有可能是提示疾病本质的依据，任教授认为，临床上可以通过抓主症明机辨证，进而确立治法、组方，抓主症是其实现标本兼治、精准辨证的基础，也是提高临床疗效和诊疗效率的前提。

/ 宏观审视整体，微观诊察局部 /

胃肠镜检查是中医望诊的延伸，能够真实客观地反映消化道病变，在整体观念与辨证论治的指导下，为西医具体诊断下的中医精准施治提供依据。

比如反流性食管炎在内镜下表现为食管黏膜的破损，任教授认为，在中医整体辨证论治的基础上，依据食管黏膜的不同损伤程度，加用海螵蛸、煅瓦楞、白及等具有修复黏膜、抑酸敛疮功用的中药，达到标本同治的整体性治疗效果。

再来看看任教授对慢性胃炎的认识及诊治思路，也可以作为宏观辨证与微观辨病相结合的典型体现。慢性胃炎患者的症状缺乏特异性，常与胃镜表现不匹配，部分病理结果提示已有癌前病变的患者并无明显临床症状，因此传统宏观辨证与胃镜微观辨证相结合对病情的判断十分重要。一般认为胃黏膜充血、糜烂、黏液黄黏稠、蠕动活跃者多为实证、热证，若胃黏膜苍白、黏液清稀、皱襞平坦、蠕动减少者多为虚证、寒证，尽管微观辨证尚无统一标准，却为宏观辨证提供了更多客观依据。对于慢性萎缩性胃炎，任教授个人认为，其基本病机为脾虚气滞、胃络瘀阻，这里的"瘀"即是针对微观辨证而言，在胃镜下，萎缩性胃炎患者的胃黏膜常失去正常的橘红色，以红白相间、褶皱低平、黏膜血管显露等为胃镜下基本表现，西医认为这是由胃黏膜局部微循环障碍、缺血缺氧等原因导致的；中医认为是由胃病日久，耗伤气血，胃黏膜局部气血不畅而失养，胃络因虚致瘀导致的。虽然临床中多数患者在宏观辨证下尚无显著的"血瘀证"征象，但结合胃镜表现仍强调"活血通络"的关键性作用。临床上，以宏观辨证分型论治慢性胃炎，进一步结合病理结果微观辨病，分别对萎缩、肠上皮化生、异型增生等癌前病变进行针对性特色治疗。

溃疡性结肠炎作为消化系统的难治疾病，也可以在整体和局部结合的认识下来诊治，任教授经多年研究及实践发现，溃疡性结肠炎的肠镜下表现与中医外科"疮疡"具有相通性，溃疡周围红肿高突、边缘收敛、表面分泌物稠厚者为阳证、热证，溃疡创面较大、边缘散漫、色淡或紫暗、分泌物清稀者为阴证、寒证，活动期溃疡性结肠炎与阳证疮疡除内、外病位差异外，两者的外在表现具有高度一致性。因此，区别于目前临床中多数使用的、效果不十分明显的芍药汤、乌梅汤、参苓白术散等宏观辨证下的内服汤剂灌肠方法。任教授提出，活动期溃疡性结肠炎应"从疡论治"，遵循局部辨证施治，其带领的团队所研制的"肠乐一号"院内制剂以保留灌肠之中医外治法进行局部治疗，在临床中屡获佳效。方中枯矾、炉甘石祛腐敛疮；血竭、青黛清热解毒排脓，散瘀止痛止血；赤石脂敛疮生肌，全方配伍严谨，共奏敛疮生肌、清热解毒之功。

在中医内治法中，舌诊可以作为脾胃病宏观辨证的方法，也是其掌握药量的依据。舌为脾胃之外候，舌体赖脾运化之气血充养，舌苔为胃蒸化之谷气上承，且脾胃中土可资生他脏万物，因此舌象不仅能直接反映脾胃的寒热虚实，也进一步体现了全身的气血阴阳。溃疡性结肠炎急性期以湿热瘀毒为主要病机，辨湿热程度是遣方用药的重要环节，任教授在临证治疗上，以舌象候三焦，若舌质淡红、苔薄黄腻，为湿热停于上焦，以芳（辛）香化湿、辛凉清热治之；若舌质红胖、苔黄厚腻，为中焦湿热，治宜清热燥湿、健脾胜湿；若舌质淡暗、苔腻微黄，为湿邪停留于下焦，以淡渗利湿，稍佐清热治之。

综观任教授的临证思路，整体与局部、宏观与微观、中医与西医，三者不可分割，贯穿始终。

/ 洞悉癌前病变，及早中医干预 /

随着人民群众生活水平的提高，尤其是饮食结构的变化，疾病谱也有所改变，以胃肠道消化系统肿瘤为代表的慢性疾病越来越多，早期对癌前病变加以中医干预，往往可使患者本人获益，为患者家人减轻负担。

比如胃癌前病变（PLGC）是指在慢性萎缩性胃炎基础上伴随发生的中、重度不完全性结肠型肠上皮化生（IM）和异型增生（Dys）的病理组织变化。PLGC是胃癌发生和发展过程中的一个重要阶段，特别是胃上皮异型增生与胃癌的发病密切相关。有研究表明：在早期胃癌中，有40%~100%与中度到重度的胃上皮异型增生相关；而在早期腺癌中，又有5%~80%与其相关。

现代医学认为胃癌前病变（PLGC）病因及发病机制主要包括幽门螺杆菌感染、胆汁反流、免疫、年龄等因素，内镜检查已成为诊断和筛查胃癌前病变的主要途径。其治疗主要是以根除幽门螺杆菌以消除诱病因素，应用水溶性叶酸以改善消化道症状，应用维A酸以抑制肿瘤细胞，应用环氧化酶抑制剂以抑制异型增生为主。以上治疗手段虽然能缓解一时症状，但易产生耐药性，且对于疾病的控制效果不显著，甚至会出现病情反复或加重，从而成为治疗的难点，西医临床至今仍缺乏理想的阻断或逆转病理改变的有效药物和方法。

针对胃癌前病变的相关性研究，虽然目前中医学与现代医学对其病因、发病机制及演变、传变规律尚未完全明确，但绝大多数认识具有一致性。具体表现在：西医注重胃癌发生时的指标变化，比如胃癌发生时幽门螺杆菌阳性、胆汁反流时胃肠激素异常升高、辅助性T细胞（Th细胞）高表达性、大量嗜酸及$CD4^+$ T细胞的浸润，其对于病因的定位更精准；中医对PLGC的认识具有宏观性，从人与自然的整体性及人体自身的整体性出发，认为人体感受外来邪气或邪从中生，包括情志抑郁、年龄衰老、饮食偏嗜，自身体质平衡失调，脾胃受邪而诱发此病。与此同时，二者都认为PLGC是一种长期发展，逐渐演变的进行性疾病。但是两种医学在对疾病的病机转化方面却略有不同。西医借助现代的胃镜诊疗技术，通过对胃进行光学观察，可以发现胃黏膜内层的改变及病理变化，以胃黏膜的进行性变化来判断PLGC的病变阶段；中医学从脏腑阴阳虚实角度辨析，通过朴素的哲学观来阐述机体的生命变化，即脾胃病日久→因虚致实→虚实夹杂。大量临床治疗及实验研究都表明，中医药对慢性萎缩性胃炎（CAG）及PLGC的治疗效果显著，尤其是中医药对CAG基础上伴发的肠上皮化生（IM）和异型增生（Dys）的逆转作用，已显示出独特的作用和明显的优势。中医药疗法的确可使部分肠上皮化生和异型增生减轻或消失，对防治胃癌的发生和发展具有十分重要的意义。

实际上，胃癌前病变在中医学上并没有严格的病名，多将其归属于"胃痛""嘈杂""反酸""呃逆""痞满""呕吐"等脾胃系病症范畴。病因不外乎外感时邪、情志不调、饮食不节、体虚病后等；其病位在胃，与脾的关系最为密切，并与肝、胆等脏腑有关，且久病及肾；病性本虚标实，以脾胃亏虚为本，夹杂血瘀、热毒、湿阻、气滞、郁热等标实，任教授认为，治则上遵循"急则治其标，缓则治其本，标本兼治"，讲究辨证论治、个体化治疗、多靶点干预，力求通过多途径、多环节、多靶点来干预、阻断和逆转PLGC。任教授一直提倡衷中参西，师古不泥古，其通过大量临床实践和实验研究，借助现代医学内窥镜技术及组织病理学检查，认为"脾虚气滞、胃络瘀阻"是本病之中医基本病机，脾胃虚损为其本，胃络血瘀为其标，治疗当标本兼顾，在病、证、症相结合的基础上，确立健脾理气、活血通络的治疗方法，自拟"健脾理气活血方"运用于临床及实验室研究，不仅明显改善了PLGC患者临床症状，而且对胃黏膜异型增生有一定的阻断、逆转作用。

健脾理气活血方由黄芪、党参、白术、柴胡、陈皮、厚朴、丹参、莪术等药物组成，其组方用药紧紧围绕"虚夹瘀"这一病机。因此，任教授指出：在胃癌前病变辨证施治过程中，虚和瘀切莫割裂开来，有因虚而致瘀者，也有因瘀而成虚者，或虚实兼见者，但终归万变不离其宗。"虚"特指中焦脾胃亏虚，其为发病之本，病发于胃，而牵及脾，中焦脾胃升降之枢，脾主升清，胃司通降，升降协同，运化水谷，化生气血，气血畅达，身体康健。即《黄帝内经》所言："四季脾旺不受邪。"结合本病胃镜下及病理涂片表现，不论CAG，还是PLGC，均可见胃黏膜变薄、苍白、胃壁蠕动弱、固有腺体减少等胃之局部征象出现；同时亦有研究表明脾虚型PLGC的血浆cAMP及胃黏膜cAMP的含量低于正常人，并随着萎缩、肠上皮化生、异型增生等病理变化过程而逐渐降低。标实之"瘀"，其既是致病因素，又是病理产物。胃癌前病变的不同病理发展阶段，血瘀贯穿始终，瘀血阻络可认作PLGC的中心病理环节。立足于西医组织学，从最初的慢性浅表性胃炎发展为胃黏膜萎缩，再到肠上皮化生、异型增生，最终发展为胃癌，其演变过程相当漫长，此属清代医家叶天士所言之"经年宿疾"也。叶氏指出："经年宿疾，病必在络""初为气结，在经；久则血伤，在络。"有研究证实，活血化瘀法能够改善胃黏膜血流、组织缺氧，提高机体免疫力，还有一定的抗癌变作用，有利于萎缩腺体逆转和肠化生的消除。

"脾虚气滞、胃络瘀阻"病机确切，具体到个体化治疗过程中，任教授大胆地设想并付诸实践，参照Correa模式，提出"胃癌前病变逆转三部曲"，具体分为：针对萎缩性胃炎（CAG），在健脾理气基础上，配合活血通络，选用香砂六君子汤、柴平汤，加丹参、莪术、三棱、水蛭、地龙等；针对CAG+IM，在调畅脾胃升降基础上，联合活血通络，选用半夏泻心汤合小承气汤，加丹参、莪术、三棱、水蛭等；针对CAG+Dys，在健脾理气、活血通络基础上，外加解毒类药物，即香砂六君子汤或柴平汤，加丹参、莪术、半枝莲、白花蛇舌草等。至于三部曲中引入清热解毒药，是因为任教授在胃镜操作中发现，但凡内毒壅盛之人，久之可出现CAG伴IM和Dys胃黏膜表面凹凸不平或呈颗粒状，为异象转化甚或癌变之兆。现代药理学研究也已证明清热解毒中药有一定的抗炎和抑杀幽门螺杆菌（Hp）的作用，特别是白花蛇舌草有较强的抗肿瘤作用，可用于多种癌症的治疗，还可以刺激网状内皮系统增生，增强吞噬细胞活力，能治疗胃黏膜慢性炎症、IM及Dys。在活血药物的选择上，任教授平时喜用丹参、莪术二味。丹参味苦，微寒，性平和。《伤寒明理论》曰："丹参一物，而有四物之功，补血生血，功过归地，调血敛血，力堪芍药，逐瘀生新，性倍芎䓖。"又如《本草正义》云："丹参专入血分，其功在于活血行血，内之达脏腑而化瘀滞，故积聚消而癥瘕破。"现代药理学研究认为丹参具有改善微循环、消炎的作用。莪术辛散苦泄温通，归肝、脾经，能破血逐瘀，用于气滞血瘀所致的癥瘕积聚。莪术又有理气散结之功，能行气止痛，可破气消积，用于腹腔胀痛等症。临证对于瘀血阻络甚者，在丹、莪两味药基础上，联合地龙、水蛭等虫类药，以共奏活血通络之功。近年来，伴随着消化系统疾病研究的热潮，任教授在论治本病过程中亦不忘"从肝着手"，通过疏肝、养肝、柔肝、平肝及泻肝的方法以分型论治，亦取得较好疗效。

如果发展到胃癌阶段，则更应注重癌毒的存在。胃癌（GC）是最常见的消化道恶性肿瘤之一，居全球恶性肿瘤发病率的第4位，肿瘤死亡率的第2位。我国属于胃癌高发区，病死率高。胃癌是一个逐步形成的过程，常由胃癌前病变进一步发展而来，因此早期诊断并进行有效干预对减少胃癌的发生具有重要意义。中医学重视从整体上进行调节，特别是中医药疗法以其辨证论治、个体化治疗不良反应小等特点，多途径、多环节、多靶点的作用机制来逆转PLGC，逐渐成为治疗胃癌前病变的重要手段。

综上所述，在胃癌前病变的治疗思想上，任教授强调标本兼治，从"虚、瘀"立论，倡导"健脾理气、活血通络"，同时不忘乎情志因素的重要性，从肝论治，身心同治，力求通过提高中药的临床疗效以推进中医药在改善PLGC方面的研究发展。

第二章　临证特色

/ 肠易激综合征 /

一、现代研究

（一）概念

肠易激综合征（IBS）是一种功能性肠病，表现为反复发作的腹痛，与排便相关或伴随排便习惯的改变而发生；典型的排便习惯异常可表现为便秘、腹泻，或便秘与腹泻交替，同时可有腹胀、腹部膨胀的症状及体征。症状的出现应至少发生在诊断前6个月，症状应出现在最后3个月，每周至少1天。该病缺乏可解释症状的形态学改变和生化异常，是一类心理、生理、病理相互作用形成的典型身心疾病。根据功能性胃肠病罗马Ⅳ的诊断标准，IBS可分为便秘型（IBS-C）、腹泻型（IBS-D）、混合型（IBS-M）和不定型（IBS-U）4种亚型，其中以腹泻型最多见。

（二）流行病学

国际调查发现，该病与年龄、性别有关，与社会经济地位无关，女性发病率明显高于男性，50岁以下年轻人患病率更高，全球约为11.2%，不同国家患病率差异较大，亚洲国家为5%~10%，而南美洲国家高达21%。通过查阅相关文献，发现我国对该病发病率的研究通常从地域、性别、年龄、职业等方面调查，暂无大样本、长期追溯的流行病学资料。随着饮食结构的调整、社会环境及工作压力的增加、群众就医意识的提高，促使该病就诊人数呈逐年增加趋势。IBS-D作为IBS的一个分型，在消化科门诊IBS患者中所占比例最大，我国的IBS患者以IBS-D最常见，缺乏有效的治疗方法、病情反复发作是其治疗难点。部分患者生活质量受到严重影响，甚至还伴有焦虑、抑郁、失眠等症状。同时国内外也有多项研究表明IBS与胃食管反流病存在反酸、烧心等重叠症状。

（三）病因和发病机制

1.内脏敏感性增高

内脏高敏感性是指内脏组织对于平滑肌收缩或者外界扩张刺激的感应性增强，主要表现为痛觉过敏、痛觉异常、结直肠球囊扩张时压力阈值下降等。研究发现，IBS模型大鼠下丘脑-垂体-结肠的辣椒素受体-1（TPRV1）、辣椒素受体-2（TPRV2）mRNA及其蛋白的表达与内脏敏感性增高呈正相关，因此可以认为辣椒素受体升高可能通过增进内脏疼痛感觉，进而影响肠道运动，导致腹痛、腹泻等症状发生。另外，大量动物或人体实验研究均表明，焦虑、抑郁、认知障碍等精神心理应激可引起痛觉相关的高级中枢、脊髓通路及内脏传入神经的敏感化，加重内脏高敏感状态。

2.胃肠道动力异常

IBS患者胃肠道动力异常多见于食管、胃肠乃至全消化道。其中结肠运动障碍在IBS患者中比较突出，主要表现为慢波频率的改变，餐后电位峰值出现在餐后1h，峰值出现较晚。通过胃肠电信息检测分析系统观察发现：IBS脾虚证患者在空腹、餐后状态时，低频段结肠活动量（LFRS）均低于正常人水平。另一实验证明，在空腹状态下，IBS-D患者仍然存在相当明显的高幅推进性收缩波（HAPCS）；餐后胃结肠反射出现较晚且持续时间较长。因此，过多高幅推进性收缩是导致患者腹痛的一个主要因素。

3.脑—肠轴调节异常

脑—肠轴是指胃肠道活动信息经中枢神经系统（CNS），即脑的各级中枢和脊髓接收并整合信息后，直接调控胃肠效应细胞或经自主神经系统和神经—内分泌系统传送到肠神经系统（ENS）。脑—肠肽是存在于CNS和ENS、胃肠道的内分泌细胞分泌具有神经递质和胃肠激素的双重作用的小分子物质。P物质、降钙素基因相关肽、血管活性肠肽、神经肽Y、神经降压素等许多脑肠肽已经被证明与IBS有关。脑—肠轴通过双向信息传递将胃肠道功能与中枢的情感认知中心联系在一起。研究发现心理应激事件、焦虑抑郁情绪等相互作用，不仅可影响胃肠道异常感觉、运动，而且胃肠道的信息也会传入中枢神经系统，表现为情绪和行为的变化。

4.肠道炎症反应

据数据统计分析，超过10%的IBS患者由感染性肠炎发展而来。因此胃肠道感染易导致肠易激综合征的发生，其中PI-IBS即被定义为感染后肠易激综合征的新发展，63%的PI-IBS患者发展成IBS-D。肠道感染可以破坏肠道的微生物屏障，并通过物质代谢影响肠道黏膜修复，增强肠黏膜上皮通透性，激发肥大细胞，从而增强内脏敏感性及分泌功能。由此可以推测，IBS-D的发生与肠道感染后免疫应答机制的启动密切相关，因此抑制炎症反应，降低肥大细胞的活化有可能成为治疗IBS肠道疾病的新靶点。

5.肠道菌群紊乱

肠道菌群是人体肠道中常见的微生物，数量巨大，达一百万亿，种类丰富，据统计，其种类总数大于1000种。当机体受到外界、饮食、药物及精神心理压力等因素影响时，肠道中的有害菌增多，有益菌减少，具体表现为肠杆菌数量增加，双歧杆菌、乳杆菌与类杆菌数量减少。这种菌群的失调打破了机体正常的生理平衡，会引起肠道动力紊乱。肠道微生态失调导致IBS的机制可能是通过增加肠道产气，肠黏膜屏障受到破坏，致使免疫应答异常，内脏敏感性提高而产生腹泻、腹胀等临床症状。

总之，IBS-D的发生是多种因素共同作用的结果，其病因及发病机制有待进一步研究。

（四）西医治疗

1.饮食管理

饮食管理在IBS患者的症状控制中发挥着重要作用，目前已成为IBS治疗和护理的有效方法并备受关注。限制、减少发酵性碳水化合物（FODMAPS）等成分的食物摄入是一种新型的、有效的饮食管理方法。近年来，临床研究发现，IBS患者减少FODMAPS饮食摄入可明显改善消化道症状。但是低FODMAPS饮食对患者产生的心理压力、经济压力及营养不良、菌群的改变等负面影响是仍需解决的问题。

2.非药物调理

近年来，研究者们开始关注IBS的非药物调理，比如催眠、运动、认知行为疗法等。相关研究表明，对于难治性IBS患者，基于家庭和临床的认知行为疗法可显著和持久地缓解多种消化道症状，一般可延长至治疗后12个月。催眠疗法也被作为治疗方法之一，有数据证明该方法可通过解除对疼痛及不适的经典条件反射，调节注意力、知觉和对厌恶情绪的主观意识从而减轻症状。运动干预通过各种形式应用于IBS患者，疗效尚可，其中包括步行、骑行、游泳、瑜伽、登山、练太极等。合理进食蔬菜和水果、劳逸结合、保证充足的睡眠、养成良好的早餐习惯能够减轻IBS症状。但是，关于非药物治疗方式的疗效暂没有足够的证据可供证明。

3.止泻药和导泻药

止泻药是抑制肠蠕动的一类药物，具有收敛、吸附、使排便次数减少的作用。如蒙脱石散，可以修复肠黏膜，缓解腹泻、黏液便症状；阿片类受体配体药物（艾沙度林、洛哌丁胺、复方地芬诺酯、伊卢多啉）可能通过抑制肠黏膜蠕动与肠液的分泌，从而缓解腹泻症状。有研究表明，洛哌丁胺不能有效缓解IBS腹痛。而伊卢多啉对IBS-D患者尽管有积极的治疗效果，但是由于存在胰腺炎的风险，因此有严重肝脏问题的患者禁用。因此，止泻类药物只用于腹泻的对症治疗，适用于无腹痛的患者。

导泻药被用来治疗IBS-C，其中常用的有膨胀性泻药（聚卡波非钙、非比麸等）、渗透性泻剂（聚乙二醇、甘露醇、硫酸镁）、润滑型泻药（甘油、液体石蜡）、刺激性泻药、动力性泻药（西沙必利、替加色罗、普芦卡必利）。由于许多IBS-C患者需长期依赖大量泻药来缓解便秘，故容易导致恶性循环，使不良反应增多。近年来，促肠分泌剂进入临床并且受到关注，在一项针对IBS-C促泌剂的Meta分析中，发现利那洛肽、鲁比前列酮、普卡那肽治疗IBS-C都优于安慰剂。但是由于缺乏长期随访及调查，疗效持久性尚不清楚。

4.解痉剂

解痉剂是解除胃肠痉挛的一类药物，具有协调平滑肌以缓解腹痛、抑制胃液等腺体分泌的作用。包括抗胆碱能药（薄荷油、阿托品、东莨菪碱）、钙离子通道拮抗剂（匹维溴铵、奥替溴铵、美贝维林）、离子通道调节剂（马来酸曲美布汀片）等，均可缓解IBS腹痛症。丹麦的指南指出只有美贝维林和东莨菪碱可在丹麦使用。美国的指南推荐部分解痉药（奥替溴铵、匹维溴铵、东莨菪碱、西托溴铵、屈他维林和双环维林）用于改善肠易激综合征患者的症状（弱推荐，很低证据质量）。中国的中西医结合指南强调奥替溴铵、匹维溴铵的使用，马来酸曲美布汀具有促进肠道蠕动或抑制肠道蠕动的双重作用。通过查阅文献，发现我国临床多认为解痉药联合抗抑郁药物或者调节肠道菌群药在改善大便形态、提高生活质量方面效果更好。

5.肠道菌群调节药

益生菌可抑制致病菌，增加有益菌的定植，从而调节肠道菌群结构，同时可建立健康的肠黏膜保护层，增强宿主的免疫系统。常用的益生菌制剂有思连康（双歧杆菌四联活菌片）、金双歧（双歧杆菌乳杆菌三联活菌片）、整肠生（地衣芽孢杆菌活菌胶囊）、亿活（布拉氏酵母菌散），临床中多与其他制剂联合使用。但有学者表明，IBS和肠道菌群之间存在联系，益生菌在肠易激综合征患者中已经证明了其有效性和安全性，但证据的总体质量较低。

6.抗生素

抗生素作为另一种有效的手段用于IBS的治疗。利福昔明是一种理想的针对肠易激综合征的抗生素，越来越多的证据表明，服用利福昔明可有效改善全球IBS全部症状，但是有研究证实，虽然短期使用抗生素能减轻患者症状，但长期使用抗生素亦可导致肠道菌群紊乱。体外研究证实了米特福辛的杀菌作用，同时还可降低TRPV1细胞中的活化作用，并可防止辣椒素诱导的大鼠TRPV1依赖性内脏超敏反应。

7.抗抑郁药

抗抑郁药是治疗IBS有效的药物之一，《中国肠易激综合征专家共识意见（2020版）》指出合并精神障碍的患者可以联合抗抑郁药物，对于未合并精神障碍的患者接受常规治疗效果不明显或者不满意时也可以采用抗抑郁药物。有研究显示，IBS患者服用小剂量抗抑郁药与单用常规胃肠药物相比，消化道症状较前明显改善，同时精神、情绪也明显好转。抗抑郁药物具有一定的抗菌作用，可能通过菌—脑—肠轴影响肠道微环境来缓解IBS症状。目前常用于IBS的抗抑郁药有三环类抗抑郁药（TCAs）和选择性5-羟色胺再摄取抑制药（SSRIs）。黛力新属于新研发的抗抑郁药，目前在我国临床上应用比较广泛。

二、中医认识

（一）病因病机

中国古代医籍并无肠易激综合征病名的记载，国内主要将其对应于泄泻、腹痛等疾病。《肠易激综合征中医诊疗专家共识意见（2017版）》指出IBS的发病基础多为先天禀赋不足和（或）后天失养，如情志失调、饮食不节、感受外邪。IBS的病位在肠，涉及肝、脾（胃）、肾、肺、心。肝郁脾虚是IBS发生的重要病机，脾肾阳虚、虚实夹杂是疾病迁延难愈的关键因素。脾失健运，运化失司，形成湿、热、痰、瘀、积等病理产物，阻滞气机，导致肠道功能紊乱；肝失疏泄，横逆犯脾，清气不升则发泄泻；腑气不利则腹痛、腹胀。气机失调为标，脾肾阳虚为本。初期，多为肝气郁结，肝气横逆乘脾；继则脾失健运，日久脾阳不足，继则肾阳受累；最终导致由实转虚，虚实夹杂。徐景藩认为脾虚湿盛是本病发病基础，湿热瘀血是发病之标，病久不愈可累及肝肾。

（二）辨证论治

《肠易激综合征中西医结合诊疗共识意见（2017版）》将IBS-D分为以下4种证型进行辨证论治。肝气乘脾证：治则为抑肝扶脾，予痛泻要方加味。脾胃虚弱证：治则为健脾益气，予参苓白术散加减。脾肾阳虚证：治则为温补脾肾，予附子理中汤合四神丸加减。大肠湿热证：治则为清热利湿，予葛根芩连汤加减。《肠易激综合征中医诊疗专家共识意见（2017版）》将IBS-D分为5型。肝郁脾虚证：治法为抑肝扶脾，主方为痛泻要方。脾虚湿盛证：治法为健脾益气、化湿止泻，主方为参苓白术散。脾肾阳虚证：治法为温补脾肾，主方为附子理中汤合四神丸。脾胃湿热证：治法为清热利湿，主方为葛根芩连汤。寒热错杂证：治法为平调寒热、益气温中，主方为乌梅丸。两个指南基本证型一致，表述上略有不同，相较而言，《肠易激综合征中医诊疗专家共识意见（2017年）》中的辨证论治内容更加详细，临证加减内容更加丰富，对于临床实际运用更具有指导意义。

（三）其他疗法

针灸治疗：泄泻取足三里、天枢、三阴交，实证用泻法，虚证用补法。脾虚湿阻加脾俞、章门；脾肾阳虚加肾俞、命门、关元，也可用灸法；脘痞纳呆加公孙；肝郁加肝俞、行间；便秘取背俞穴和腹部募穴及下合穴，一般取大肠俞、天枢、支沟、丰隆，实证宜泻，虚证宜补，寒证加灸；肠道燥热加合谷、曲池；气滞加中脘、行间，用泻法。按摩、药浴等外治法对缓解症状也有一定的疗效，采用综合的治疗方法可以提高临床疗效。

三、治疗肠易激综合征的个人临床经验总结

（一）病因病机

根据IBS的主要症状表现，将其归于中医"泄泻""便秘""腹痛""肠郁"等范畴。脾胃虚弱和（或）肝失疏泄是IBS发病的重要环节，肝郁脾虚是导致IBS发生的重要病机，脾肾阳虚、虚实夹杂是导致疾病迁延难愈的关键因素。IBS多为本虚标实之证，本虚以脾虚为主，标实有湿浊、湿热、湿滞、寒凝、血瘀等。《景岳全书·泄泻》记载："泄泻之本，无不由于脾胃。"故而本病的发生以脾虚为根本原因。脾为后天之本，气血生化之源，主司运化水谷和水液，脾虚者可因虚易泻，因泻而愈虚；肝主疏泄，调畅气机，促进脾胃运化，肝气郁结则脾运受限，肝气横逆犯脾，导致木壅土郁而致虚，进而发为泄泻。任教授主张病证结合，在分期分型基础上"精准"辨证施治，临床重视木土关系，强调肝木对脾土的克伐，主张上消化道疾病应和肝胃，下消化道疾病则当调肝脾。任教授认为IBS的形成与肝郁、脾虚关系密切，结合IBS分型提出三种学术观点缓解IBS的症状并减少复发。

（二）辨证论治

1. IBS以泻为主者，责之于脾，日久及肾

中医认为，泄泻病位主要在脾胃和大小肠。泄泻之本，

无不由于脾胃，久病累及肝、肾诸脏。其主要致病因素为湿，《难经》云"湿多成五泄""脾喜燥而恶湿"，这与脾主运化水湿的生理功能密切相关。脾胃在五行中均属土，但按阴阳分类，脾为阴土，胃为阳土，脾的阳气易衰，阴气易盛，且脾又主运化水液，湿邪侵犯人体，最易伤脾阳。脾阳虚衰可引起湿浊内困，或外湿侵袭。故外感湿邪，常易困脾，损伤脾阳，脾运化无力，从而使水湿内生、停聚。同时湿为阴邪，具有重浊、黏滞、趋下特性，易损伤阳气，阻遏气机，故临床上发为泄泻、胀满等证，正如《素问·六元正纪大论》云："湿胜则濡泄，甚则水闭胕肿。"因此，IBS以泻为主者多有湿盛，多责之于脾运不足，湿浊内阻，治当以健脾化湿为主。代表方剂为参苓白术散。脾为后天之本，肾为先天之本，二者互促互助，共同平衡水液代谢，脾阳亏虚日久，久病及肾，肾阳不升，脾失温煦，水湿下注而致泄泻。肾阳虚衰可致病势绵长，是本病迁延难愈的重要因素，治以温肾健脾、祛湿止泻，代表方剂为四神丸。

2.IBS以痛为主者，责之于肝，需调节情志

肝失疏泄，脾失健运，木土两脏关系失调，功能紊乱所致病证称为肝脾不调，此类IBS患者临床主要表现为胁腹胀痛。肝为风木之脏，主疏泄，喜条达而恶抑郁，肝失疏泄导致脾失健运者称木横侮土，多伴焦虑、急躁易怒、睡眠障碍等精神心理异常。如《景岳全书》言："若思郁不解致病者，非得情舒愿遂，多难取效。"因此，IBS以痛为主者多以实证为主，治疗不忘疏肝，建议患者在应用药物治疗的同时，保持情绪乐

观，促进病情缓解。代表方剂为痛泻要方合四逆散加减。

3. IBS见腹泻与便秘交替者，调和肝脾，平调寒热

肝主疏泄，调畅气机，促进脾的运化；脾的运化又可提升肝脏的疏泄功能。由于情志内伤，肝疏泄失常，横逆犯脾，如叶天士所云："肝病必犯土，是侮其所胜也，克脾则腹胀，便或溏或不爽。"或脾失健运，湿浊内生，湿邪郁久化热，湿热留恋中焦，气机升降失司，可见寒热错杂。临床常表现为大便溏结不调，腹部怕凉，反酸烧心，口干口苦，乏力等。治当以抑肝扶脾以调和肝脾，平调寒热以调和胃肠。代表方剂为痛泻要方合半夏泻心汤加减。

（三）小结

肠易激综合征（IBS）是一种常见的功能性肠道疾病，《中医临床诊断标准》明确病名为"肠郁"，常合并情志病变。基本病机是肝脾不和，治疗以扶土抑木为治法，主张以痛泻要方、四逆散、参苓白术散、四神丸为主方加减出入。关键是以痛与泻的主次，结合兼症舌脉，权衡肝气旺与脾气虚的比例，从而确定调肝理气与健脾温肾间用药的多寡而获效。

四、典型病案

病案一

王某，女，45岁，2018年5月7日初诊。

主诉：大便次数增多两年，加重1个月。

现病史：患者于两年前因饮食不节出现大便次数增多，每

日3～4次，大便不成形，伴腹痛，无里急后重，无脓血便，无肛门下坠感；至当地医院就诊，行肠镜及全消化道造影检查均未见异常，便常规正常，大便培养未见致病菌生长，给予蒙脱石散、阿泰宁等治疗，症状时轻时重，1个月前症状加重，至门诊就诊。刻下症：大便每日3～4次，面色萎黄，乏力，少腹痛，以左侧为主，喜按，情绪易激动。舌淡，苔薄白，脉沉弦。

中医诊断：泄泻。

证型：肝郁脾虚。

治则：疏肝健脾，渗湿止泻。

方剂：痛泻要方合参苓白术散加减。

药物组成：党参片15g，麸炒白术12g，炒白芍15g，防风6g，陈皮10g，柴胡9g，茯苓20g，薏苡仁20g，芡实20g，炙甘草9g，合欢皮20g。7剂。治疗期间忌生冷、辛辣、油腻之品，保持情志舒畅。

二诊：患者症状有所减轻，大便每日两次，出现腹部胀满，调整方药，前方加用木香10g、枳壳10g行气宽中，继续服药1个月后，大便每日1次，无腹部胀满、腹痛等不适症状。

服药3、6个月后随访无不适症状。

按语：任教授认为本病多因素体本虚、饮食不节、劳倦内伤以致脾胃虚弱，加之情志不遂，精神紧张以致肝气郁滞，失于条达，横逆犯脾，脾气亏虚，运化失司，水湿内停，清浊不分，遂成泄泻；水湿内停，气机不畅，不通则痛，故见腹痛。

临床上脾虚与肝郁常同时存在，临床辨证论治时，根据肝郁与脾虚之主次，酌情调整健脾渗湿药与疏肝理气药的比例，常可获得满意疗效。如《医方考》云："泻责之于脾，痛责之于肝，肝责之于实，脾责之于虚，脾虚肝实，故令痛泻。"临床多用健脾疏肝法治疗，故选用痛泻要方辨证加减。痛泻要方主治脾虚肝郁之痛泻证，其最早出自《丹溪心法·卷二》，临床常用于治疗肠易激综合征、急慢性肠炎等疾病。方中麸炒白术健脾益气、培补坤元；炒白芍养肝阴、柔肝体、敛肝气，使肝木不至过分克伐于脾；陈皮调理气机、醒脾和胃；防风燥湿以助止泻，为脾经引经药。全方共奏健脾疏肝、调畅气机之效。若患者食少纳呆，可加炒谷芽、炒麦芽等消食导滞；若患者神疲倦怠，加黄芪补中益气；若泄泻甚如水样，湿邪甚者，酌加佩兰、藿香芳香化湿；泄泻日久，出现腰膝酸软者，酌情加补骨脂、肉豆蔻温补肾阳。此外，任教授认为，肠易激综合征常合并身心系统疾病，在辨证基础上应配合合欢皮、夜交藤、郁金等具有解郁作用的药物，避免患者对自身生命健康过度担心而加重病情。

病案二

李某，男，38岁，2018年10月16日初诊。

主诉：间断腹痛伴大便次数增多1年，加重1月。

现病史：患者1年前因工作压力骤增出现大便次数增多，每日2~4次，质稀不成形，伴腹痛，痛则即泄，泄后腹痛缓解。面部痤疮，以额、鼻部为主，伴口干，自行口服蒙脱石散，未见明显疗效。1月前因工作原因上述症状加重，遂就诊于门诊。刻下症见：大便日行2～4次，粪质稀软不成形，每进食生冷或情绪紧张时尤甚，口苦，纳眠可，小便调。平素压力大，情绪易激动，舌质红，苔白黄腻，脉弦滑。久用理中、参苓白术散而不效。

西医诊断：肠易激综合征。

中医诊断：泄泻。

证型：寒热错杂证。

治则：调和寒热，灌肠止泻。

方剂：乌梅丸加减。

药物组成：乌梅20g，黄连9g，黄柏9g，干姜6g，桂枝10g，花椒6g，党参20g，当归10g，细辛3g，制附子9g，生薏苡仁20g，大枣6g，炙甘草6g。7剂，水煎服，每日1剂，分两次服用。

二诊：患者大便可成形，次数减少，日行2～3次，舌质红，苔薄黄，脉弦滑。原方加减续用14剂，以善其后。

按语：患者为中年男性，主因"间断腹痛伴大便次数增多1年，加重1月"就诊，根据患者症状及体征，可辨病为泄泻，证属寒热错杂证。四诊合参，审证求因，患者的病机主要体现在两个方面，其一：肝郁。平素工作压力大，常有情志不遂，郁怒而伤肝，使得肝气不舒，失于条达，郁久而化热则引发口干、面部痤疮；其二：脾虚。木旺则乘土，肝气横犯脾胃，中焦失于运化，酿生湿浊，湿邪下注于肠，进而出现大便次数增多，粪质稀软不成形等症状。两种病邪同时存于机体，且腹痛即泄，泄后缓解的症状反复发作，未痊愈，病程日久，现已发展成虚实夹杂、寒热互结之证，非单纯之寒或湿所致。因此以调和肝脾、平调寒热为治疗原则，方选乌梅丸加减。乌梅丸所治的久泻久痢，属脾胃虚寒，湿热积滞未去的寒热虚实错杂证候，方中重用乌梅酸敛涩肠；参、归、桂、附、姜、椒、细辛温阳散寒，补虚扶正；黄连、黄柏苦寒清热，燥湿止痢。全方寒温并用，攻补兼施，酸甘化阴，辛开苦降，辛、甘、苦、酸合用，共奏疏肝扶脾、调和土木之功。诸药合用，切中病机，故可奏效。

病案三

王某，女，32岁，2018年7月10日初诊。

主诉：间断腹痛4年余。

现病史：患者4年前无明显诱因出现腹痛，以脐下为主，间断发作，食冷或受凉后、紧张时痛甚，于我院行电子结肠镜、便常规检查均未见明显异常。门诊口服中药治疗，停药或饮食不节后上述症状反复发作，为求系统诊治，就诊于门诊。

刻下症见：间断腹痛，以脐下为主，腹部畏寒，喜温喜按，情绪低沉，大便日行2~3次，质稀，舌淡，苔薄黄，脉沉。

中医诊断：腹痛。

证型：肝脾不调。

治则：疏肝理脾，渗湿止痛。

方剂：四逆散合痛泻要方加减。

药物组成：柴胡9g，木香10g，麸炒枳壳10g，炒白芍15g，炒白术10g，茯苓20g，生薏苡仁20g，陈皮10g，防风6g，山药15g，白扁豆10g，炮姜6g，蔻仁10g，石榴皮10g，炙甘草9g，生姜3g。7剂。

嘱患者服药期间清淡饮食，规律生活，保持情志舒畅。

二诊：患者腹痛缓解，调整方药，前方易生薏苡仁为30g、茯苓为30g，加赤石脂20g，7剂，继续观察。

停药3个月后随访，腹痛再无发作，大便正常，每日一次，黄色香蕉状便，小便正常，纳眠可。

按语：本案患者以腹痛为主要症状前来就诊，随情绪或受凉发作，伴有大便次数增多，中医辨证为肝胃不和型腹痛，西医诊断为腹痛型肠易激综合征。任教授认为，此病的发生是诸多因素相互作用，最终导致脾虚肝郁、肝脾不调而发病。《医方考》有云："泻责之于脾，痛责之于肝，肝责之实，脾责之虚，脾虚肝实，故令痛泻。"患者平素情绪低沉，肝气不舒，失于条达，气血运行不畅，不通则痛，故见腹痛，且紧张时痛甚；肝郁乘脾，脾失运化，肠道传导失司，产生湿浊、寒凝、食滞等病理产物，从而表现出腹痛伴大便次数、性状的改变。本病以疏肝健脾、散寒理气止痛为基本治疗原则，以四逆散为基础方，随症加减。四逆散出自《伤寒论》，治宜解郁，以调畅气机为法。方中柴胡为君，入肝胆经，疏肝解郁；柴胡、枳壳相配，一升一降，调畅气机，升清降浊，炒白芍、枳壳相配，理气和血，气血调畅（枳实与枳壳的异同）；炒白术健脾益气，燥湿利水，与茯苓、生薏苡仁合用，共奏健脾渗湿止泻之效；山药入脾、胃、肺、肾经，气阴双补，治疗脾虚食少、便溏等症；防风可祛风止泻；石榴皮可收敛，涩肠止泻；陈皮可燥湿行气，木香行气止痛。诸药合用，既能疏肝和胃止痛，又可健脾祛湿止泻。

/ 功能性腹泻 /

一、现代研究

（一）概念

功能性腹泻（FDr）是指持续地或反复发生的排稀粪（糊状粪）或水样粪，且不伴有腹痛或腹部不适症状的综合征。腹泻症状出现至少6个月，且前3个月症状符合诊断标准，经检查未发现胃肠器质性改变。FDr是临床常见的功能性消化系统疾病，以肠道功能失调为主要临床表现，属于全身功能失调性疾病。我国的发病率为1.54%，在亚洲处于较高水平，且本病难以治愈，给患者和社会带来了巨大的经济和医疗负担，严重影响患者的生活质量。

（二）病因和发病机制

1.胃肠激素及神经递质异常

现代医学研究证实，调控胃肠运动的重要因素之一就是胃肠激素，特定的胃肠激素及神经递质水平的异常与功能性腹泻患者胃肠动力学出现异常有着密切的关系，如P物质（SP）、胃动素（MLT）、胃泌素（GAS）等可以促进胃肠的收缩，生长抑素（SS）、胆囊收缩素（CCK）、血管活性肠肽（VIP）

等可以抑制胃肠的运动。GAS作为诱发结肠运动的重要因素，对全部胃肠道均有作用，可以促进胃肠运动，进而使结肠平滑肌收缩增强。CCK通过结合CCK受体而发挥促进远端十二指肠及空肠的蠕动、增强结肠动力、调节饱胀感、促进排便的作用。

2.胃肠动力异常和内脏高敏感性

近年来，研究者们从胃肠运动障碍、肌电节律紊乱角度对功能性胃肠病做了深入研究，发现它们与本病的发生密切相关。研究者将正常健康志愿者与功能性腹泻患者进行比较，发现功能性腹泻患者的结肠收缩幅度比健康者大，其小肠移行性综合肌电的传播速度也较健康者快，还发现调肝运脾汤能明显降低大鼠小肠推进率，缓解胃肠动力异常，这都表明胃肠动力异常与功能性腹泻发病密切相关。有研究者指出，内脏敏感性改变可能也是肠道动力异常的原因。功能性腹泻的患者存在胃及结肠的运动反射亢进，小肠的传递时间加快，使得运动出现反应性过高以及敏感性刺激过强，最终导致肠道功能的异常，而肠蠕动加快会使末端回肠胆盐的吸收不良，残余的胆盐在结肠中会刺激结肠黏膜，导致腹泻。

3.精神心理因素

功能性胃肠病的发生发展与精神心理因素也有密切关系。有研究指出，大脑皮层—边缘系统—蓝斑核—迷走背核—自主神经—肠肌间神经系统致使交感—迷走神经功能失调，可能是心理因素导致胃肠动力紊乱及感觉过敏而致功能性胃肠病的机制。精神情志因素有可能是导致功能性腹泻的主要病因病机之一。其中，焦虑、抑郁、恐惧、强迫等情绪的影响尤为突出。胃肠道是对精神心理因素最敏感的靶器官，行为和认知可以通过间接复杂的通路影响胃肠活动。有研究指出，1/3的功能性胃肠病患者存在抑郁或焦虑症状，且抑郁或焦虑症状发生率显著高于器质性胃肠疾病患者和健康者。精神因素及应激因素如精神创伤史、紧张焦虑等，可通过中枢神经—胃肠神经轴起作用，导致结肠运动和内分泌功能失调，胃肠蠕动加快，从而导致腹泻症状的发生。

4.肠道微生态系统失衡

目前，很多研究者通过基础与临床研究，认为肠道菌群失调也是导致功能性腹泻的病因病机之一。研究发现，功能性腹泻患者存在肠道菌群的紊乱，主要机制为以革兰阳性杆菌为主的某些细菌可竞争性与肠黏膜细胞结合形成一层生物学屏障，从而阻止致病菌和条件致病菌的侵害，当发生肠道菌群失调时，致病菌及其释放的内毒素可直接侵袭肠黏膜，导致肠黏膜屏障受损，通透性增加，致病菌及其抗原易于透过肠黏膜，通过激活肥大细胞释放多种活性物质，进而使平滑肌收缩增强，肠道蠕动加快，导致腹泻的发生。人体肠道菌群会随着人年龄的增长发生结构性变化，在这些菌群中，对肠道有保护性作用的双歧杆菌会显著减少，这在某种意义上也成为导致功能性腹泻的原因。

5.其他因素

其他因素包括以下几个方面：首先是饮食结构的不合理，膳食纤维可促进胃肠蠕动，在饮食结构不合理的情况下，势必影响肠道的功能；其次是机体对于如海鲜、植物蛋白、奶、某些药物、咖啡、酒精等特定食物不耐受，甚至可以由于过敏引发肠肌痉挛，分泌迅速增加而导致腹泻的发生。本病的发生还可能受到个体免疫、自主神经功能异常、胃肠感染、家族史等因素的影响。还有研究指出，随着年龄的增长，功能性腹泻的发病率在不断提高，同时体重指数（BMI）≥1.5和有消化道疾病家族史者更易患功能性腹泻。

（三）诊断

西医最低诊断标准为至少75%的粪便为稀便（糊状便）或水样便，Bristol分型6或7型，不伴有腹部疼痛，患者诊断前症状出现至少6个月，最近3个月满足诊断标准。附加标准为存在情绪、应激性生活事件、肠道感染、饮食不节等诱因；严重者可伴营养不良、脱水、水电解质失衡；查体可闻及肠鸣音活跃。另外，相关实验室检查应除外感染性腹泻、肠道器质性病变、其他脏器病变、内分泌疾病及腹泻型肠易激综合征。

（四）西医治疗

功能性腹泻的治疗首先应采取合理而有效的止泻方法，然后找寻更进一步的致病原因针对性地解除病因，其次需特别关注患者的心理及饮食因素，因为饮食因素及心理应激等状态可能会影响中枢神经而使结肠传输加速而导致腹泻。但是针对不同程度的腹泻也应采取不同的治疗手段，如因腹泻过度而引起水、电解质及酸碱平衡紊乱甚至营养不良，则需紧急对症处理。

1.药物治疗

①止泻剂：常选用蒙脱石散等。②微生态制剂：思连康、金双歧、常乐康、丽珠肠乐、亿活。③肠道运动抑制剂：雷贝拉唑。④调节内脏敏感性：恩丹西酮等。⑤抗生素类：常选用甲硝唑、喹诺酮类。⑥解痉剂：阿托品、山莨菪碱之类，以及奥替溴铵等。⑦抗焦虑抑郁类：新三环类药物多塞平，还有阿米替林、氟西汀。⑧收敛剂、吸附剂。

2.其他治疗

除了以上的药物外，还有一些重要的辅助治疗方式，如进行心理治疗、养成良好的饮食习惯和健康的生活方式。有研究指出，功能性腹泻患者应避免进食生冷、油腻、辛辣等刺激性食物，避免暴饮暴食，限制酒精摄入量，并减少摄入非热量但作为甜味剂的食物，如甘露醇、山梨醇、咖啡因等。在治疗期间应嘱咐患者放下心理负担，保持心情舒畅，进行合理饮食，适度锻炼，进而利于治疗和症状缓解。

二、中医认识

（一）病因病机

中医认为，本病属于"泄泻""久泻"范畴，多由于肝郁脾虚、脾胃虚弱、湿热内蕴、寒热错杂、脾肾阳虚等因素致使脾胃功能发生障碍而影响脾胃受纳与水谷精微的运化功能。饮食起居失宜，运动劳逸过度，情志不遂，肝气犯脾，以及感受暑湿风寒等外邪，使脾胃受损，纳运失常，升降失调，以致水反成湿，谷反为滞，湿滞内停，清浊不分，混杂而下，造成泄泻，相关因素可以单独致病，更可能是多种病因夹杂，通过损伤脾胃功能而致病。

饮食所伤：饮食过量，或误食生冷不洁之物，损伤脾胃，致运化失职，水谷精微不能吸收，反停为湿滞，遂发为泄泻。《景岳全书·泄泻》篇云："饮食失节，起居不时，以致脾胃受伤，则水反为湿，谷反为滞，精华之气不能输化，乃至合污下降而泻痢作矣。"《症因脉治》中亦提及："或大病后，过服寒冷；或饮食不节，劳伤脾胃，皆成脾虚泄泻之症。"

情志失调：郁怒伤肝，肝失疏泄，木横乘土，脾胃受制，运化失常；或忧思气结，脾运不健，水谷难化，水湿内停，发为痛泻。陈无择在《三因极一病证方论·泄泻叙论》中指出："喜则散，怒则激，忧则聚，惊则动，脏气隔绝，精神夺散，以致溏泄。"认为情志失调可引起泄泻。《医方考》曰："泻责之脾，痛责之肝，肝责之实，脾责之虚，脾虚肝实，故令痛泄。"

感受外邪：风寒暑湿燥火之六淫邪气皆可致病，其中尤以湿邪多见，因脾恶湿而喜燥，外来湿邪，最易困遏脾土，脾失健运，水谷混杂而下。正如《杂病源流犀烛·泄泻源流》所云："湿盛则飧泄，乃独由于湿耳。不知风寒热虚，虽皆能为病，苟脾强无湿，四者均不得而干之，何自成泄？是泄虽有风寒热虚之不同，要未有不原于湿者也。"

（二）辨证论治

中医治疗以运脾化湿为基本原则，同时佐以疏肝、补肾之法，使脏腑之间互相协调，恢复其正常的生理功能，从根本上改善患者的症状。根据《消化系统常见病功能性腹泻中医诊疗指南（基层医生版）》，本病按以下5型治疗：①肝郁脾虚证。治法：抑肝扶脾。主方：逍遥散合痛泻要方加减。②脾胃虚弱证。治法：益气健脾，渗湿止泻。主方：参苓白术散加减。③湿热内蕴证。治法：益气健脾，渗湿止泻。主方：葛根芩连汤加减。④寒热错杂证。治法：辛开苦降，平调寒热。主方：半夏泻心汤加减。⑤脾肾阳虚证。治法：温肾健脾，固涩止泻。主方：附子理中汤合四神丸加减。

（三）其他疗法

针灸疗法：主穴取中脘、天枢、关元、足三里等穴。对于肝郁脾虚证者加用合谷、期门、太冲；脾肾阳虚证者加三阴交、脾俞、肾俞、大肠俞、命门。

三、从湿论治功能性腹泻的个人临床经验总结

本病常反复发作，迁延不愈，严重影响了患者的生活质量。任教授认为，脾胃虚弱，运化失健为主的脏腑功能失调是导致功能性腹泻产生的关键；湿邪是本病的主要致病因素，贯穿病程始终；泄泻日久，累及于肾，脾肾受损，相互影响。治疗上，宜健脾温肾，化湿止泻，标本兼顾。任教授依据多年治疗功能性腹泻经验，并总结整理相关文献，创立"从湿论治"

功能性腹泻的思路，提出本病属中医久泄范畴，而"内生湿邪（内湿）"为致病之邪，贯穿本病始终。

（一）病因病机

《医宗必读·泄泻》："脾土强者，自能胜湿，无湿则不泄。"可见湿邪（尤其是内湿）是导致泄泻的基础因素，任教授认为导致内湿的主要病因可责之饮食失宜、素体禀赋不足及生活环境3个方面。

1.饮食失宜

饮食不洁，毒邪中伤脾胃。长期摄入不足，生化乏源，脾胃运化无力；饮食过量，脾胃运化负荷过重，《素问·痹论》云："饮食自倍，肠胃乃伤。"而损伤脾胃气机，加之饮食偏嗜，或喜寒凉冷饮，或嗜食辛辣，湿从寒、从热化，脾失健运，水湿内停而致湿邪内生。

2.素体禀赋不足

形体羸弱，脾胃运化功能低下；或先天失于充养，肾阳不足；或久病体虚，肾气衰耗，不能温煦脾阳，均可致脾失健运，湿邪内生而致病。

3.生活环境

现代社会生活压力大，情志不舒，肝气内郁，木郁横逆犯土；加之思虑过度，木气乘土，脾失健运，湿从中生而致泄泻。

在病机方面，任教授充分认识到内湿的产生与发展是脾运功能异常所致，内湿中与泄泻关系最为密切的是中下焦之湿。

中焦脾胃运化津液功能异常，水湿内停，日久下焦肾阳衰惫，不能温煦脾阳，湿聚不化而成内湿，且内湿常与他邪合而为患，与寒邪合而生寒湿，与热邪遇而生湿热。诚如《杂病源流犀烛·泄泻源流》所云："是泄虽有风寒热虚之不同，要未有不源于湿者也。"

（二）辨证论治

任教授认为内湿是导致功能性腹泻的基础，而内湿责之于脾失健运，但在临床实践中常见湿邪内盛与寒湿、湿热三种类型，故应辨证施治，以参苓白术散为基础方，本方选自宋代《太平惠民和剂局方》，是治疗脾虚湿盛证的代表方。本方由党参、茯苓、白术、山药、莲子、白扁豆、薏苡仁、砂仁、桔梗组成，全方共奏健脾益气、利水渗湿之功。大便时溏时泄，食少纳呆，面色萎黄，神疲乏力，舌淡苔白腻，脉细弱无力者，可适增参、苓、术之量，并可佐白蔻仁，共奏健脾燥湿之功。病程日久，年老体衰，而症见大便清稀如水样，甚至五更泻，食少纳呆，形寒肢冷，喜温喜按，舌淡苔白或白腻，脉濡细或沉细者，可加四神丸、炮姜以散寒止泻。泻下窘迫臭秽，口中黏腻不爽，肛门灼热，里急后重，烦热口渴，舌红苔黄腻，脉濡数或滑数者，可加黄连、黄柏苦寒燥湿。若舌苔厚腻，加竹叶、滑石。

此外，任教授认为久泻内湿为患，湿阻气滞，碍脾碍胃，脾胃气机不畅，而致纳呆、脘腹胀满之症。故无论寒湿、湿热还是湿盛，临床均应佐以理气之剂，寒湿者可加厚朴、木香、香附、乌药、陈皮、炒枳壳之属，而湿热者可加大腹皮、焦槟榔、枳实等药。任教授依据多年临床经验，在上述药物基础上加入防风、羌活等风药，以取风能胜湿、祛邪外出之效，全方标本兼治，共奏健脾除湿之功。

四、典型病案

病案一

焦某，男，43岁，2014年9月1日初诊。

主诉：大便次数多4年余。

现病史：2010年因酒后大便次数增多就诊于社区医院。服用诺氟沙星胶囊，无明显效果。当时未引起重视，后逐渐发展为每日泄泻5~6次，于2012年3月和2014年6月行两次结肠镜检查及相关理化检查，均未见异常，于2014年9月于本院门诊治疗，来时症见：患者无明显诱因出现大便泻下臭秽，每日5~6次，酒后更甚，便出黏腻不爽，里急后重，且大便易粘马桶，肛门灼热，口中黏腻，无黏液及脓血，伴有脘腹胀满、纳差食少，小便短黄，舌红苔黄腻略厚，脉滑数。患者素体肥胖，平素应酬饮酒较多；任教授分析该患者素体肥胖，且平素饮酒过多，湿与热合，湿热阻滞，困遏脾胃气机，脾失健运，运化失司而致泄泻，应治以健脾清热利湿。

中医诊断：泄泻。

证型：脾胃湿热。

治则：健脾清热利湿。

方剂：参苓白术散加减。

药物组成：党参10g，生白术10g，茯苓20g，山药10g，生薏苡仁20g，砂仁6g，炒白扁豆9g，黄连6g，黄柏9g，半夏9g，滑石10g，竹叶10g，大腹皮10g，防风6g，马齿苋30g，生甘草6g。嘱其戒酒，清淡饮食。

上方服用7剂，患者诉大便每日4~5次，口中黏腻，肛门灼热减轻，仍觉腹胀、纳差，大便黏腻不爽，二诊方改黄连为9g，加焦槟榔6g、神曲20g、炒麦芽20g、炒谷芽20g，继服7剂。

三诊大便每日3~4次，其余诸症减轻，效不更方，继服7剂。四诊其大便每日2~3次，且舌苔转薄白，三诊方黄连改为3g，加芡实20g，继服14剂，患者大便每日1~2次，再次嘱其戒酒，规律清淡易消化饮食，将四诊方为丸继服1个月以巩固疗效，随访至今未见复发。

按语：本案患者平素饮酒较多，加之素体肥胖，湿与热合而生湿热，困阻脾胃，湿聚不化而成泄泻。方中参苓白术散健脾化湿，黄连、黄柏苦寒燥湿，半夏行气散湿，竹叶、滑石清利湿热，大腹皮行气化滞，防风透邪外出，马齿苋清热利湿。全方配合以收健脾清热利湿之功。应注意湿热相合为泄，因一为阴邪一为阳邪，故临床用药应精准辨证，依据患者湿邪与热邪之比重来确定清热与利湿之关系，切忌过用寒凉之品，以防苦寒折中，伤脾碍胃，当以健脾祛湿为先，湿去则热无所依。

任教授多次强调功能性腹泻治疗中应药随症出，用药如用兵，密切观察患者病情进展，为遣方用药提供依据，如观察患者舌苔变化，以防闭门留寇，并判断患者病情之进退。又如依据湿邪重浊黏腻的特点，尤其是FDr患者内湿为患，在治疗中应当健脾以图其本，祛湿止泻以治其标，明确健脾与祛湿、扶正与祛邪之关系，从湿论治，灵活用药，将标本兼治的思路贯穿本病治疗始终。这样才能体现中医个体化治疗的优势，以收桴鼓之效。

病案二

苏某，女，75岁，2019年3月20日初诊。

主诉：间断腹泻50余天。

现病史：患者50天前食用海鲜后出现大便稀溏，每日1~4次，呈糊状，偶有腹痛，无黏液、脓血、里急后重感，自行口服附子理中丸症状缓解，但停药或饮食不节时上述症状反复发作，遂于门诊就诊。刻下症见：大便4~5次/日，质稀，夹有不消化的食物，偶有腹痛，无黏液脓血便及里急后重感，纳眠可，平素情绪低沉。查体：腹软，全腹无压痛及反跳痛，肠鸣音5次/分。舌诊：舌淡，苔白腻，稍黄，脉弦滑。

中医诊断：泄泻。

证型：肝郁脾虚湿阻证。

治则：疏肝健脾，渗湿止泻。

方剂：参苓白术散合四逆散加减。

药物组成：柴胡9g，麸炒枳壳10g，白芍10g，陈皮10g，炙甘草9g，茯苓15g，黄连6g，马齿苋30g，神曲20g，炒薏苡仁20g，山药12g，芡实20g，白扁豆10g。7剂，水煎400mL，日

1剂，早晚分服。并嘱患者忌食寒凉刺激食物，保持情绪舒畅。

服药7剂后患者大便次数减少，2~4次/天，质中，无腹痛，纳食可，初诊方去马齿苋，续服7剂。

停药3、6个月随访，大便基本正常，1~2次/天，质中。

按语：该患者为老年女性，素体脾胃虚弱，又因食入海鲜等寒凉之物，内感寒湿，从而损伤脾胃运化功能，如《太平圣惠方》云："肠胃虚弱受于气，或饮食生冷伤于脾胃，大肠虚寒，故成水泻也。"湿胜则内攻于脾胃，损伤脾阳，脾阳不足，则运化失职而生泄泻。结合舌脉，辨证为肝郁脾虚湿阻证，治以疏肝健脾、渗湿止泻。方中柴胡为君，升发阳气，疏肝解郁；白芍敛阴养血柔肝，二者相配，补血养肝，条达肝气，使柴胡升散而无耗伤阴血之弊。柴胡与麸炒枳壳相配，一升一降，疏畅气机，升清降浊。茯苓药性平和，既可祛邪，又可扶正，利水而不伤正气，为利水消肿之要药，与炒薏苡仁合用，增强健脾渗湿止泻之效。患者为老年女性，病程日久，易郁而化热，故佐以马齿苋、芡实以清利下焦湿热；加神曲、山药以健脾益气，趋湿下行，使正气存内、邪不相干。诸药合用，益脾和中，气血调畅，清阳得升，则泄泻自止。

病案三

王某，女，52岁，2018年6月11日初诊。

主诉：泄泻两月，加重1周。

现病史：患者平素饮食不规律，两月前因饮食不节出现大便稀，日2~3次，无腹痛，无脓血便，行便常规检查无异常，于当地诊所口服中药治疗（具体不详），症状好转后停药。近1周饮食不节，并大量饮用冷饮，而后出现大便次数增多，泻下急迫，每日4~5次，无腹痛，伴乏力、纳差、腰困。舌诊：舌红，有齿痕，苔白腻。脉诊：沉细。

中医诊断：泄泻。

证型：脾虚湿阻证。

治则：健脾化湿，渗湿止泻。

方剂：参苓白术散加减。

药物组成：人参10g，茯苓15g，炒白术15g，白扁豆15g，陈皮10g，山药30g，莲子15g，砂仁10g，炒薏苡仁30g，桔梗15g，吴茱萸3g，五味子10g，芡实20g，焦三仙各20g。7剂，水煎400mL，每日1剂，早晚温服。

并嘱患者服药期间规律饮食，忌食辛辣刺激食物及饮寒凉之品。

服药7剂后患者腹泻减轻，日2次，大便成形，乏力较前减轻，继服上方7剂，续观疗效。

一个月后随访，患者大便正常，日1次，质中，纳可，精神可，偶有乏力。

按语：泄泻多因感受外邪、饮食所伤、情志不调、禀赋不足及久病脏腑虚弱等所致，因以上因素以致脾虚湿盛，脾胃运化功能失调，肠道分清泌浊，传导功能失司。该患者为中老年女性，慢性起病，平素饮食不规律，日久脾胃虚弱，又因过饮寒凉之品致湿邪内生。脾主运化，喜燥恶湿，水湿困脾，运化失职，致小肠无以分清泌浊，大肠无法传化，水反为湿，谷反为滞，合污而下，则发生泄泻。治疗以健脾化湿、渗湿止泻为基本原则，方选参苓白术散加减。方中配伍四君子汤益气健脾以补虚。山药、白扁豆性味甘平，健脾止泻；莲子甘平而涩，补脾厚肠，涩肠止泻。脾胃气虚，运化功能不及，而补气之品又易于碍胃，故配伍砂仁芳香醒脾，行气导滞，化湿和胃，寓行气于补气之中，使全方补而不滞。桔梗寓"培土生金"之意，宣利肺气，通调水道，又可载药上行，与诸补脾药合用。患者恣食冷饮而发泄泻，伴纳差，故加吴茱萸以温中止泻，加五味子、芡实以涩肠止泻，加焦三仙以健脾开胃，改善症状。全方合用，既可补中焦之虚损，又可渗停聚之湿浊，恢复脾胃受纳与健运之功，则诸症自除。

/ 溃疡性结肠炎 /

一、现代研究

（一）概念

溃疡性结肠炎（UC）是一种主要累及直肠、结肠黏膜和黏膜下层的慢性非特异性炎症，属于炎症性肠病范畴。UC可发生于任何年龄，以青壮年期多见，男女差异不大，发病高峰年龄为20~49岁。随着饮食结构及生活习惯的改变，环境变化及诊断技术的不断进步，我国UC发病率逐年增高。

（二）病因和发病机制

UC的病因和发病机制尚未完全明确，肠道黏膜免疫系统异常应答起着重要作用，是遗传因素、感染因素、免疫因素和环境因素等多因素共同作用的结果。

（三）临床表现

以腹泻、黏液脓血便、腹痛、里急后重为主要表现，可伴有皮肤黏膜、关节、眼和肝胆等肠外表现。其中皮肤、黏膜表现如口腔溃疡、结节性红斑和坏疽性脓皮病，关节损害如外周关节炎、脊柱关节炎等，眼部病变如虹膜炎、巩膜炎、葡萄膜炎等，肝胆疾病如脂肪肝、原发性硬化性胆管炎、胆石症等。病情轻重不等，多呈反复发作的慢性病程。临床可分为初发型、慢性复发型两种类型。初发型指无既往病史而首次发作，此型在鉴别诊断中要特别注意，涉及缓解后如何维持治疗。慢性复发型指临床缓解期再次出现症状，临床最为常见。

（四）诊断

临床表现结合肠镜及活检是诊断UC的主要依据。病变多从直肠开始，累及结肠，呈连续性、弥漫性分布，肠镜表现为：①黏膜血管纹理模糊、紊乱、充血、水肿、易脆、自发或接触出血及脓性分泌物附着；亦常见黏膜粗糙，呈细颗粒状。②病变明显处可见弥漫性多发糜烂或溃疡。③可见结肠袋囊变浅、变钝或消失，假息肉及桥形黏膜等。活检时，活动期和缓解期具有不同的组织学表现。活动期：①固有层黏膜内弥漫性急慢性炎性细胞浸润，包括中性粒细胞、淋巴细胞、浆细胞和嗜酸性粒细胞等，尤其是上皮细胞间中性粒细胞浸润及隐窝炎，甚至可形成隐窝脓肿。②隐窝结构改变：隐窝大小、形态不规则，排列紊乱，杯状细胞减少等。③可见黏膜表面糜烂、浅溃疡形成和肉芽组织增生。缓解期：①黏膜糜烂或溃疡愈合。②固有层黏膜内中性粒细胞减少或消失，慢性炎性细胞浸润减少。③隐窝结构改变：较活动期加重，如隐窝减少、萎缩，可见潘氏细胞化生（结肠脾曲以远）。若肠腔狭窄或无条件做肠镜时用钡剂灌肠检查代替，其主要改变为：①黏膜粗乱及（或）颗粒样改变。②肠管边缘呈锯齿状或毛刺样，肠壁有多发性小充盈缺损。③肠管短缩、袋囊消失呈铅管样。此外，还包括血液检查、粪便检查、自身抗体检查。

（五）疾病评估

①临床类型：分为初发型和慢性复发型。②病变范围可参照蒙特利尔分类：分为E1直肠型、E2左半结肠型、E3广泛结肠型。③疾病活动的严重程度：分为活动期和缓解期，活动期按严重程度分为轻、中、重。可采用改良Truelove和Witts分型标准和改良Mayo评分。

（六）西医治疗

UC的治疗目标是诱导并维持临床缓解、促进黏膜愈合、防止并发症和改善患者生存质量。目前，应用于临床的一线药物主要为5-氨基水杨酸类、糖皮质激素、免疫抑制剂、生物制剂。①5-氨基水杨酸制剂是治疗轻、中度UC的主要药物。包括传统的柳氮磺吡啶和其他氨基水杨酸制剂（包括美沙拉嗪、奥沙拉秦和巴柳氮）。柳氮磺吡啶口服后大部分到达结肠，经肠道微生物分解为氨基水杨酸与磺胺吡啶，前者是主要有效成分，其滞留在结肠内与肠上皮接触，通过抑制肥大细胞放大炎症的作用以及抑制细胞内氧自由基的形成而发挥抗炎作用。口服氨基水杨酸新型制剂可避免在小肠近段被吸收，而在结肠内发挥药效。②糖皮质激素适用于对氨基水杨酸制剂疗效不佳的轻、中度UC患者，对重度UC患者静脉应用糖皮质激素为首选方法。糖皮质激素可以通过抑制毛细血管扩张，减轻炎性物质的渗出和水肿；抑制白细胞的浸润及吞噬反应等发挥抗炎作用。③硫唑嘌呤或巯嘌呤适用于激素无效或依赖患者。常应用环孢素和他克莫司。但可引起骨髓移植，增加患者对细菌、病毒的易感性。④生物制剂适用于激素、免疫抑制剂治疗无效，或激素依赖，或不能耐受上述药物治疗者。如TNF-α抑制剂，其作用机理是抑制肿瘤坏死因子与肿瘤坏死因子受体的结合。

（七）其他治疗

包括手术、干细胞移植、粪便移植、高压氧等方法。

二、中医认识

（一）病因病机

溃疡性结肠炎归属于中医"痢疾"范畴。"痢疾"病名首见于宋代严用和《严氏济生方·痢疾论治》。根据本病的临床表现特点，又可归属中医"休息痢""久痢""肠澼"等范畴。《素问·阴阳别论》中认为：大便下血，由湿热、积滞、结毒侵袭肠胃，或风热客于下焦，血脉损伤所致。《严氏济生方》中认为，胃者，脾之腑也。饮食起居失宜，运动劳役过度，致脾胃不充，大肠虚弱，而风寒暑湿之邪，乘虚而入，遂发为痢疾。《严氏济生方》云："大肠虚弱，而风冷暑湿之邪得以乘虚而入，故为痢疾也。"《溃疡性结肠炎中医诊疗专家共识意见（2017版）》中根据UC黏液脓血便的临床表现及反复发作、迁延难愈的病情特点，将其归属于中医"久痢"范畴。

UC的病因主要是禀赋不足、外邪侵袭、饮食因素、情志不畅等，素体脾气虚弱是本病发病的基础。病理性质为本虚标实。病理因素主要有：湿邪（热）、瘀热、热毒、痰浊、气滞、血瘀等。病位在大肠，与脾、肝、肾、肺诸脏的功能失调有关。活动期多属实证，主要病机为湿、热、瘀蕴肠，气血不调。缓解期多属虚实夹杂，主要病机为脾虚湿恋，运化失健。临床上应注意区分不同临床表现的病机侧重点，如脓血便的主要病机是湿热蕴肠，脂膜血络受伤。泄泻实证为湿热蕴肠，大肠传导失司；虚证为脾虚湿盛，运化失健。便血实证为湿热蕴肠，损伤肠络，络损血溢；虚证为湿热伤阴，虚火内炽，灼伤肠络，或脾气亏虚，不能统血，血溢脉外。腹痛实证为湿热蕴肠，气血不调，肠络阻滞，不通则痛；虚证为土虚木旺，肝脾失调，虚风内扰，肠络失和。难治性UC的病机关键为脾肾两虚，湿浊稽留，气血同病，寒热错杂，虚实并见。

（二）辨证论治

依据《溃疡性结肠炎中医诊疗专家共识意见（2017版）》，提出了本病的辨证分型为7个证型：①大肠湿热证。治法：清热化湿，调气和血。主方：芍药汤（《素问病机气宜保命集》）。②热毒炽盛证。治法：清热祛湿，凉血解毒。主方：白头翁汤（《伤寒论》）。③脾虚湿蕴证。治法：益气健脾，化湿和中。主方：参苓白术散（《太平惠民和剂局方》）。④寒热错杂证。治法：温中补虚，清热化湿。主方：乌梅丸（《伤寒论》）。⑤肝郁脾虚证。治法：疏肝理气，健脾化湿。主方：痛泻要方（《景岳全书》引刘草窗方）合四逆散（《伤寒论》）。⑥脾肾阳虚证。治法：健脾补肾，温阳化湿。主方：附子理中丸（《太平惠民和剂局方》）合四神丸（《证治准绳》）。⑦阴血亏虚证。治法：滋阴清肠，益气养血。主方：驻车丸（《备急千金要方》）合四物汤（《太平惠民和剂局方》）。

（三）其他疗法

针灸治疗：多取中脘、气海、神阙等任脉穴位，脾俞、胃俞、大肠俞等背俞穴，天枢、足三里、上巨虚等足阳明胃经穴位，三阴交、阴陵泉、太冲等足三阴经穴位。治疗多用针刺、灸法或针、灸、药结合。

三、"三结合"论治溃疡性结肠炎的个人临床经验总结

任教授通过多年潜心研究和临床反复实践，在深入剖析溃疡性结肠炎病因、病机的基础上，创新性地提出"三结合"治疗溃疡性结肠炎的理论，即辨病和辨证、内治和外治及整体和局部治疗相结合，充分发挥中医多靶点、多层次、多方位的特色和优势，运用于临床，为本病的治疗探索出一条行之有效的新途径，收获颇丰。

（一）病证结合，衷中参西

证是中医学对人类疾病过程研究和认识的基本单元，辨证治疗是中医诊治疾病的基本模式。

病是现代医学对人类疾病过程研究和认识的基本单元。辨病治疗是西医诊治疾病的基本模式。虽然病与证的概念和科

学内涵有差别，但二者所研究和认识的对象都是人类的疾病过程，因此，病与证之间必然有着内在的本质联系，是可以统一在一起的。

西医诊断疾病依据的是临床表现、实验室检查和病理学检查结果。现阶段，溃疡性结肠炎疾病的诊断已经明了，治疗的靶向性也很明确，不论药物治疗，还是手术治疗，均在一定程度上改善了临床症状，减轻了患者痛苦。但随着治疗的深入，其机体耐药性和反复发作性又开始困扰着患者和医者。因此，溃疡性结肠炎的防复发研究成了该领域的研究热点。中医辨证的过程就是诊断疾病的过程，其在治疗UC和防复发研究方面发挥着不可替代的作用。临床通过望、闻、问、切四诊合参，收集资料，指导辨证，并根据湿热壅滞、气滞血瘀、脾虚湿盛及脾肾阳虚之病机而采取相应的清热燥湿、行气活血、健脾利湿或温补脾肾的治法，对证施治，适时调整，疗效显著。由此可见，将西医的辨病治疗和中医的辨证治疗有机地结合起来，不仅会使UC的临床综合诊断更加完善，而且有利于UC的个体化治疗和提高疗效，将会充分显示出中西医结合的优势。

（二）内外结合，分期施治

《丹溪心传》言："有诸内者，必形诸外。"任教授大力倡导并践行"发皇古义，融汇新知"的学术理念，在广泛查阅古籍的基础上，通过长期临证观察，结合溃疡性结肠炎的病因、临床表现、好发人群，以及现代医学对本病诊疗、生理、病理、药理等方面的相关研究，特别是参照UC结肠镜下的表现，认为慢性非特异性溃疡性结肠炎与疮疡二者在病因、机理及病症表现等方面具有高度相似性，从而提出"从疮疡论治活动期溃疡性结肠炎"的理论，将中医外治法引入内科疾病的治疗当中。临证时，主张内外治法紧密结合，内调气血，外除疮疡，适时、合理地将"消、托、补"三法融入并贯穿溃疡性结肠炎治疗的始终，多法并用，效如桴鼓。

1.内治法

清代医家顾世澄认为："疮疡虽曰外证，必先受于内，然后发于外。"治疗溃疡性结肠炎，不论活动期，还是缓解期，口服中药都发挥着无法取代的作用。任教授结合自身多年诊治溃疡性结肠炎的经验，认为溃疡性结肠炎活动期"湿热瘀毒为主，正虚为辅"，而缓解期"正虚为主，瘀血湿阻为辅"，治疗上，分期治疗，综合辨证，适时调整，各有侧重。

溃疡性结肠炎活动期：多表现为湿热瘀毒壅盛，明代薛生白指出："热得湿而热愈炽，湿得热而湿愈横。湿热两分，其病轻而缓；湿热两合，其病重而速。"湿热阻滞气机，血液运行不畅，最终瘀阻脉络，导致湿、热、瘀三者相互搏结，难舍难分。此刻，应及时运用"消"法，宜清热燥湿解毒，行气活血化瘀。清热祛湿貌似简单，但临证具体实践中，却并非易事。湿热相合，侵入机体，发而为病，但湿与热孰轻孰重，谁缓谁急，临床上却难以用客观的指标和数据去量化。在治疗上，《金匮要略》言："病痰饮者，当以温药和之。"而《神农本草经》云："疗热以寒药。"过用温药易助热生火，过用寒药又不利于湿化，这给临床指导用药带来困惑。任教授认为：外感六淫邪气，风、寒、暑、湿、燥、火单一致病，皆易施治，唯与湿合，则为棘手。湿为阴邪，重浊黏滞，不论风湿、寒湿，或是湿热、暑湿，湿邪均为其致病基础，假若湿邪得去，风寒火热诸邪则皆无所附，亦随之消散。故而，辨治湿热，应立足三焦，重视舌诊，参考脉诊。湿热停留于上焦，舌质淡红，苔薄黄腻，药用辛香、芳香化湿之品，湿邪停留于中焦，舌质红胖，苔黄厚腻，宜清热燥湿，健脾胜湿；湿邪停留于下焦，舌质淡暗，苔腻微黄，应淡渗利湿，稍佐清热。总之，在宣上、畅中、渗下的治则下，再结合病情轻重缓急、个体禀赋差异及湿热比重转化，调整君臣，改变佐使，从而彻底祛除湿热。

溃疡性结肠炎缓解期：多表现为气虚血瘀湿著，患病初期，湿热中阻，郁而化火，火盛酿毒。《素问·阴阳应象大论》中提及"壮火食气，壮火散气"，《医林改错·积块》中说："血受热则煎熬成块。"因气为血之帅，气行则血行，久病元气耗伤，致使运血无力，终究瘀阻脉络，故有"久病必瘀"之说。此时，应即刻激活"补"法，益气健脾去湿，活血化瘀通络。现代医学研究也证实，溃疡性结肠炎患者缓解期，其血液多呈高凝状态，这使得肠黏膜毛细血管闭塞，血液沉积、淤滞，进而形成微小血栓，最终导致肠黏膜组织坏死，形成溃疡。大剂量地运用低分子肝素钙和丹参制剂，能有效缓解其症状，提高治愈率，降低严重出血并发症的发病率，显而易见，益气活血化瘀之法与之不谋而合。

2.外治法

"外科之病最重外治",现代研究表明,对一些轻浅面小的疮疡,往往单用外治亦能获得较好疗效。因为黏膜修复、病灶消除取决于病变部位药物浓度与局部活化的程度,局部药物浓度高则活化程度高,病灶消除与黏膜修复则越快越彻底,病理疗效也越突出。明代吴师机:"外治之理,即内治之理;外治之药,即内治之药,所异者,法耳。"中医外治法种类繁多,剂型不胜枚举,包括膏剂、散剂、丹剂、洗剂等。目前,临床上治疗溃疡性结肠炎的外治法主要是保留灌肠。西药有美沙拉嗪制剂、糖皮质激素(地塞米松)等,中药因个人体质不同,治疗讲求"辨证施灌",故相应制剂千变万化,包括芍药汤、白头翁汤、乌梅汤、参苓白术散及附子理中汤等。任教授经多年临床反复实验,同时结合溃疡性结肠炎镜下表现,最终得出结论:所谓中药外治的"辨证施灌"并不等同于内治的辨证施治,活动期溃疡性结肠炎与阳痈外在表现一致,二者只是病位不同,溃疡性结肠炎完全可以被理解为阳痈在肠道的一种表现形式。因此,在保留灌肠上,大力倡导遵循局部辨证施灌,即从疮疡(阳痈)的角度去认识活动期溃疡性结肠炎,治以化湿敛疮生肌、清热解毒排脓、活血化瘀通络。自制"肠乐一号"制剂,该方由青黛、枯矾、赤石脂、炉甘石及血竭等药物组成,其中枯矾、炉甘石去腐敛疮,血竭、青黛清热解毒排脓、散瘀止痛、止血;赤石脂敛疮生肌。全方病机确切,配伍严谨,药量精当,共奏敛疮生肌、清热解毒之功。

（三）整体局部，相得益彰

整体观念是中医学理论体系的主要特点，其主要体现在人体自身的整体性和人与自然、社会环境的统一性两个方面。人体局部疾病的产生总归于机体阴阳的失衡，所谓"阴平阳秘，精神乃治"，故中医治疗疾病从整体着眼，高屋建瓴，统筹局部，调整阴阳，趋于平衡。中医治疗溃疡性结肠炎，传统的辨证主要注重大便次数、性状及全身表现，伴随着电子结肠镜的不断更新、改进，溃疡性结肠炎肠道局部的表现愈发形象、直观地展示于我们面前，内镜检查是中医望诊的延伸，通过UC肠道病变局部表现，辨别病变之阴阳，判断病情轻重、病势进退、顺逆，检验治疗效果，评估预后、转归，从而将全身整体辨证和肠道局部辨证相结合。

1.辨别病变之阴阳

《素问·阴阳应象大论》曰："善诊者，察色按脉，先别阴阳。"

本病的病变主要在肠道，属肠道痈疡的范畴。《疡医大全》说："凡诊视痈疡施治，必先审阴阳，乃医道之纲领，阴阳无谬，治焉有差！医道虽繁，可以一言以蔽之，曰阴阳而已。"一般在肠镜下观察溃疡周边充血、红活焮赤者属阳，色淡或紫暗者属阴；溃疡边缘收敛者为阳，溃疡边缘不收者为阴；溃疡面分泌物稠厚者属阳，稀薄或呈血水样者属阴。

2.检验治疗效果及提示预后、转归

传统中医的诊疗只能根据患者大便次数、脓血便是否减少，腹痛是否缓解等情况判定疾病的转归及预后。在此基础上，如配合现代结肠镜检查，则可更加直接地观察局部病变是否愈合，病变范围是否缩小等变化，对疗效的判定更具有客观性。一般在急性活动期，大多数病人有明显的腹泻、脓血便。经治疗，大便次数可减少或逐渐正常，但肠道溃疡不一定完全愈合。结肠镜检查还可根据肠道病变形态估计病程的长短，如肠黏膜广泛充血、点片状溃疡，肠管形态正常，皱襞无改变，说明病程较短；若肠褶消失，或肠道内有大小不等的息肉形成，提示病程较长。在整个病程中，定期行结肠镜检查，不仅为疗效判断提供依据，而且对预后有很重要的意义。经治疗，症状能长期缓解，肠黏膜充血水肿逐渐减轻或恢复正常，提示邪气渐去，肠道气血运行趋于正常；若呈反复急性活动，肠黏膜经常呈充血状态或有溃疡，提示邪气留恋未去，肠道气血运行不畅或瘀阻。

（四）讨论

截至目前，现代医学对溃疡性结肠炎的病因和发病机理尚无定论，认为溃疡性结肠炎的发病与免疫、遗传、感染、饮食及精神心理因素等密切相关，治疗以氨基水杨酸类、糖皮质激素和免疫抑制剂为主，虽有一定疗效，但不良反应较大，且复发率较高。伴随着溃疡性结肠炎的不断深入研究和中医药资源的充分发掘，越来越多的研究表明，传统中医药在治疗UC和防复发研究方面仍发挥着不可取代的作用。中医学和现代医学对人类疾病过程研究和认识的基本单元虽不同，但二者所研究和认识的对象都是人类的疾病过程，其在一定程度上是可以统一在一起的。任教授创新性地提出"三结合"治疗溃疡性结肠炎的理论，在辨病治疗基础上，将中医外治法引入内科疾病治疗过程中，整体辨证，局部对症，内外相合，分期施治，从而充分发挥中医多靶点、多层次、多方位的特色和优势，在临床上值得借鉴、研究和进一步推广运用。

四、典型病案

病案一

苏某，男，52岁，2017年4月7日初诊。

主诉：间断腹痛、腹泻，便血3年，加重10天。

现病史：患者自诉3年前出现腹泻、便血伴腹痛，后经本院脾胃科住院治疗后症状好转，10天前症状加重，时有腹痛、腹泻，大便日3次，食欲可，精神可，舌淡，苔薄黄，脉沉。本院肠镜检查：见肛门5cm以下直肠黏膜散在点片状溃疡，溃疡性结肠炎（直肠型）。

中医诊断：久痢。

西医诊断：溃疡性结肠炎（直肠型）。

证型：肠道湿热。

治则：清肠化湿。

方剂：芍药汤加减。

药物组成：生薏苡仁20g，黄柏9g，秦皮10g，地榆10g，茯苓10g，木香10g，枳壳10g，陈皮10g，白芍15g，生甘草9g，苦参6g，乌梅9g。7剂，水煎服。

2017年12月13日二诊：大便日1次，质稀，便中带血，鲜红，舌淡，苔薄微黄，脉缓。初诊方加赤芍15g、槐花10g、焦槟榔4g，7剂。

2018年2月28日三诊：大便成形，日1次，无血，舌淡，苔薄稍黄，脉弦细。照二诊方去苦参、槐花。加茯苓20g（合前成30g）、威灵仙9g，7剂。美沙拉嗪3g/日。

2019年1月23日四诊：医院肠镜检查见直肠黏膜表面覆有白苔。距肛门32cm处可见一枚小息肉，约3mm。大便日1次，舌淡，苔白腻，脉濡。辨证属脾虚湿阻。治当健脾化湿。以参苓白术散加减，方药：生薏苡仁20g，砂仁6g，秦皮10g，地榆10g，茯苓20g，木香10g，枳壳10g，陈皮10g，赤芍15g，焦槟榔6g，苦参9g，槐花9g，山药12g，白扁豆10g，神曲20g，炒二芽各20g。14剂。

2019年2月10日五诊：大便日1~2次，不带血，肛门发冷，略疼，苔薄稍黄腻。上方加茯苓至30g，加生薏苡仁至30g，加升麻6g，7剂。

按语：患者主因"间断腹痛、腹泻，便血3年，加重10天"就诊，属中医"久痢"范畴。患者初诊时便血10余天，伴腹痛，苔薄黄，湿热蕴肠，与肠中气血相搏结，大肠传导失司，通降不利，气血瘀滞，肠络受损，腐败化为脓血而痢下赤白。使用芍药汤加减治疗本病。芍药汤是清利湿热的常用方。芍药汤首载于《素问病机气宜保命集》，有利湿清热、调气和血的功效。现代研究证明芍药汤中已明确的成分均有保护肠黏膜屏障、参与肠道免疫、改善肠道微生态等的作用，从而起到治疗UC的作用。全方共奏清热、利湿、行气之功。四诊湿热进入缓解期后，任教授认为本病属于脾虚气虚血瘀，治以益气健脾、活血化瘀。故处以参苓白术散加减。参苓白术散是治疗脾虚湿盛的常用方，进入缓解期后，脾虚为根本，脾虚则湿无以化，脾虚湿盛之病机贴合参苓白术散。再酌加秦皮、地榆，以防死灰复燃。

病案二

李某，女，73岁，2018年3月19日初诊。

主诉：间断腹泻、脓血便20年，加重两周。

现病史：患者自诉20年前无明显诱因出现腹泻、脓血便，日3~4次，红白相间，就诊于当地医院，予药物治疗（具体不详），症状好转。两周前上述症状加重。自发病以来，患者口干，无反酸、烧心，无矢气，食欲可，小便可，眠可。舌淡，苔薄黄腻，脉沉。本院肠镜检查：溃疡性结肠炎。

中医诊断：久痢。

证型：湿热内蕴。

治则：清热化湿。

方剂：白头翁汤加减。

药物组成：白头翁10g，黄连9g，黄柏9g，马齿苋30g，秦皮10g，木香10g，枳壳10g，神曲30g，炒谷芽30g，炒麦芽30g，焦槟榔6g，薏苡仁15g，鸡内金6g。4剂，水煎服。

二诊：患者服药后4天未解大便，纳谷不化，舌淡，苔黄腻，脉沉。患者腹泻、脓血便症状改善，遵循"急则治其标，缓则治其本"的原则，治以化湿健脾，用药如下：藿香12g，佩兰10g，柴胡9g，黄芩9g，姜半夏9g，党参10g，厚朴10g，生白术30g，枳实10g，神曲30g，炒谷芽30g，炒麦芽30g，焦槟榔3g，鸡内金6g，焦山楂6g，马齿苋30g，陈皮10g。7剂，水煎服300mL，日1剂，早晚分服。

按语：患者主因"间断腹泻、脓血便20年，加重两周"就诊，属中医"久痢"范畴。患者初诊时腹泻、脓血便，日3~4次，红白相间，舌淡，苔薄黄腻，脉沉，湿热内蕴，灼伤脉络，湿热蕴肠，故为赤白便。使用白头翁汤加减治疗。白头翁汤是临床常用的方剂，出自《伤寒论》，由白头翁、黄连、黄柏、秦皮等组成，有清热解毒止痢的作用，主治热毒痢疾。症见：腹痛，里急后重，肛门灼热，下痢脓血，赤多白少，渴欲饮水，舌红苔黄，脉弦数者。《伤寒论》曰："热利、下重者，白头翁汤主之""下利，欲饮水者，以有热故也，白头翁汤主之。"与UC活动期的症状相符，故对于此类病症有很好的治疗作用。大量临床研究表明，白头翁汤在治疗UC方面具有良好的疗效。服药后，患者腹泻、脓血便症状改善，进入缓解期，遵循"急则治其标，缓则治其本"的原则，改为化湿健脾之方。

病案三

张某，男，50岁，2019年6月5日初诊。

主诉：间断腹痛伴黏液血便3年，复发加重两月。

现病史：患者3年前出现腹痛、黏液血便，就诊于我院。

行电子肠镜检查示：溃疡性结肠炎。予口服"美沙拉嗪缓释颗粒"，症状好转。两个月前患者再次出现上述症状，现症见：腹痛，黏液血便，4~5次/日，里急后重感，食欲可，小便可，眠可。查体：腹部压痛（+），无反跳痛。舌红，苔黄腻，脉沉。本院肠镜：溃疡性结肠炎。

中医诊断：久痢。

证型：大肠湿热。

治则：清肠化湿止痢。

方剂：白头翁汤加减。

药物组成：白头翁10g，黄连6g，黄柏12g，秦皮12g，炒白芍10g，炒白术10g，苍术12g，乌梅10g，甘草6g。7剂，水煎服。

患者服药后住院治疗，住院期间，予"肠乐1号"中药直肠滴入。

二诊：患者服药后腹泻较前好转，2~3次/日，仍有里急后重感，初诊方加马齿苋30g，水煎服，7剂。

三诊：患者服药后症状较前缓解，给予"肠乐1号"灌肠治疗，予复查肠镜。

按语：患者主因"间断腹痛伴黏液血便3年，复发加重两月"就诊，属中医"久痢"范畴。患者初诊时腹痛，黏液血便，4~5次/日，里急后重感，舌红，苔薄黄腻，脉沉，为大肠湿热证，使用白头翁汤加减治疗。本案是活动期溃疡性结肠炎，从中医外科的角度去认识该病，属于中医之"疮疡"，活动期可用中医"消""托"之法治疗，缓解期可用中医"补"

法，巩固疗效，以防复发。白头翁汤就是清肠化湿的"消"法体现。将内科之UC与中医外科疮疡相对比，活动期以"疡"论治，中药口服配合中药灌肠治疗，以"托"法促进溃疡的愈合，从辨病和辨证、内治和外治及整体和局部之"三结合"来控制疾病，可以达到很好的治疗效果。

/ 缺血性肠炎 /

一、现代研究

（一）概念

缺血性肠炎（IC）是消化系统常见疾病之一，好发于50岁以上的中老年人，临床表现以腹痛、便血、腹泻为主，且多数患者伴见有高血压、动脉粥样硬化、冠心病、糖尿病。本病起病急剧，进展迅速，并发症多。

（二）病因和发病机制

缺血性肠炎的病因复杂，各种原因的肠管血供减少、灌注不足均可引起肠黏膜缺血而导致疾病发生。此外，腹部手术、术后肠管粘连、腹压增大、肠道正常生理结构改变、异常的血管痉挛等均可引起肠黏膜缺血性损伤。某些药物如非甾体抗炎药、化疗药物、免疫抑制剂、精神类药物、抗凝药物等也会导致肠黏膜缺血。随着年龄增长，缺血性肠炎发病率呈逐年增高趋势。

（三）临床症状

主要表现为腹痛、腹泻、便血，一般起病较急。患者多为突发绞痛或持续性隐痛，阵发性加重，以左下腹及脐周明显，多伴有新鲜血便或暗红色血便，可同时伴随恶心、呕吐及发热等表现。按缺血的程度将其分为一过型、狭窄型和坏疽型。

（四）内镜表现

病变黏膜与正常黏膜分界较清楚，主要表现为黏膜片状充血、水肿、瘀斑、伴有明显糜烂，肠黏膜血管网消失，重症患者局部可见出血性溃疡、青紫色黏膜结节、部分肠段可明显狭窄，镜下病变分布可以呈节段性。

（五）病理表现

组织黏膜水肿、淋巴细胞和中性粒细胞浸润，黏膜固有层出血，部分患者可见小血管内纤维素样血栓形成。

（六）诊断标准

出现缺血性肠炎的临床症状，根据Brandi标准内镜与组织学同时证实，需除外炎症性肠病、感染性肠病、结肠癌、伪膜性肠炎等疾病。

（七）治疗方法

主要分为保守治疗和介入治疗。

1.保守治疗

适用于早期非坏疽型缺血性肠炎患者，只要肠道血供得到及时改善，其症状消失快、病变恢复快。故在积极控制原发病的基础上，需通过禁食、静脉补液、低肠道氧耗、应用扩血管药物改善肠道血供，修补肠道损伤，药物可选用低分子右旋糖酐、丹参、硝酸甘油等。

2.介入治疗

立足于血管造影。在肠系膜血管造影过程中，如发现血管狭窄、闭塞或血栓，可视病情通过导管充气扩张或安放支架，还可以局部给药，凭借高浓度、高压力的靶向血管给药，提高局部药物浓度，使药物在短时间内发挥作用，改善局部症状。介入治疗能更快、更有效地改善缺血处血供，防止血管痉挛及缺血状态持续而导致的微血栓形成。

二、中医认识

（一）病因病机

中医古籍中并无缺血性肠炎的相关记载，但根据其临床症状表现，亦将其归属于"便血"范畴。便血多由外感湿热、内伤情志、饮食不节、久病体虚等因素引起。人体疾病的产生，是阴阳失调、气血逆乱、正邪交争的结果。结合缺血性肠炎的病因及现代医学对本病的相关研究，特别是参照患者肠镜下黏膜充血等特征表现，认为缺血性肠病的发病机理与缺血性脑卒中和脑出血的机理相似，病机在于气虚血瘀，气虚为本，血瘀为标，出血为症。也可将本病形象地称为"肠中风"。

气虚为本，中气亏虚。清代医家王清任通过大量临床实践，在其著作《医林改错·半身不遂论》中亦明确指出："亏损元气是其本源。"本病好发于50岁以上的中老年人，临床上以腹痛、便血、腹泻为三大主症，由此可见，禀赋薄弱、饮食不节、年老体弱、久病大病失于调理及烦劳过度均可引起气虚，尤其是现代人社会竞争激烈、压力过大及不良生活方式更易导致气虚。

血瘀为标，瘀血阻络。朱丹溪在《格致余论》中指出："气阳血阴，人身之神。阴平阳秘，我体长春。"气血是机体生命活动的基础，二者相互资生，难舍难分。气行则血行，气滞则血瘀，气逆则血升，气虚则血结，气血和则安，气血不和，则百病生焉。《诸病源候论》曰："血之在身，随气而行，常无停积。"若气虚运血无力，血行缓慢，滞而为瘀，瘀血日久，络破血出。正如唐容川所言："离经之血，虽清血、鲜血，亦是瘀血。"

（二）治则治法

益气化瘀，标本兼治。

因虚致瘀，因瘀出血，气虚为本，瘀血为标。故法随证出，治宜益气活血，化瘀通络，二者不可偏废其一。一味地固本，势必补塞壅滞；一味地重标，难免舍本逐末，正宜攻补兼行，寓补于通，始与病机吻合。通过峻补元气，调动和增强人体自身的心、脾、肺功能，从而推动气血运行，达到活血化瘀的效果。同时，针对临床上缺血性肠炎表现的便血症状，应特别注意"见血休止血，瘀去血自安"。

三、治疗缺血性肠炎的个人临床经验总结

缺血性肠炎的临床表现缺乏特异性，而辅助X线检查、肠

镜检查及血管造影等检查，均缺乏敏感性和特异性，因此本病的诊断较为困难，治疗及预后也不甚理想。在缺血性肠炎的诊疗过程中，任教授主张中西结合，病证互参，将辨证和辨病相结合，有利于疾病的早发现、早诊断，防止误诊、漏诊，提高医疗质量；同时，融合中医的辨证论治思想，因时、因地、因人制宜，防止辨证论治的机械化和庸俗化。

（一）益气化瘀，标本兼治

依据患者全身的临床表现，除腹痛、便血、腹泻之外，还常伴有全身困乏、精神倦怠及畏寒怕冷，综合舌脉，多为气虚血瘀证。正所谓："有是证，用是方；有是证，用是药。"临证宜选用补阳还五汤加减。方中黄芪作为君药，峻补元气，通过调动和增强人体自身的心、脾、肺功能，推动气血运行，从而达到活血化瘀的效果。对于气虚血瘀之证，任教授认为，只有重用黄芪，才能起到峻补元气、行气化瘀的作用，元气充盛则运血有力，使已瘀和将瘀之血顺利运行，而仅用活血化瘀药却难收其功。同样，现代药理研究表明，大剂量使用黄芪对血管具有明显的扩张作用，同时对于局部微循环的改善和侧支循环的建立亦具有促进作用。故君药黄芪"非重用不为功"。桃仁、红花、丹参、川芎等药物，活血化瘀，通络止痛，直达病所，主治血瘀诸症。水蛭、地龙破血逐瘀，搜风剔络，破瘀血而不伤新血，使得瘀血尽去，新血始生。山药、白扁豆健脾、化湿、止泻，木香、砂仁行气、化湿、止泻，以防峻补壅滞。总之，黄芪峻补元气治其本不宜轻，活血祛瘀药治其标不宜重，重其本而轻其标，标本兼顾，以本为主。

（二）内外同治，相得益彰

给予"肠乐一号"局部保留灌肠，以敛疮生肌、清热利湿、活血解毒，促进局部溃烂的黏膜愈合，从而将局部治疗与整体治疗相结合，达到内外兼治的效果。

益气化瘀法配合中药保留灌肠治疗缺血性肠炎的临床证治规律恰是标本兼治，内外相合，病证互参，优势互补，扬长避短的体现。

四、典型病案

病案一

张某，女，71岁，2013年3月3日初诊。

主诉：间断腹痛、腹泻、便血1周。

现病史：患者自诉1周前无明显诱因突然出现腹部绞痛，以脐周为主，呈间断性发作，伴腹泻日5~6次，便中带血，血液呈黯红色，量约200mL，排便后腹痛稍缓解，无里急后重及肛门下坠感；无发热、黄疸、恶心、呕吐等症；患者自觉全身困乏，精神困倦，畏寒怕冷。舌体胖、舌质淡黯、苔薄黄，脉沉。既往高血压病史10余年，服硝苯地平缓释片尚可控制。腹平软，脐周压痛（＋），无反跳痛。移动性浊音（－），肠鸣音减弱。血常规：白细胞 $10.8 \times 10^9/L$，中性粒细胞 0.871，血红蛋白 120g/L。便常规示：隐血（＋＋），红细胞（＋＋＋）。红细胞沉降率25mm/h，余皆未见明显异常。3月4日行电子结肠镜检查示：距肛门30～40cm处的降结肠可见一条状纵行溃疡，周边黏膜充血、水肿、糜烂严重。病检报告示：大量炎性渗出物和增生的纤维组织，少量腺体，未见黏膜上皮，符合溃疡改变。腹部B超：肝、胆、胰、脾、肾未见异常。初步诊断：缺血性结肠炎；高血压病。

中医诊断：便血。

证型：气虚血瘀。

治则：益气化瘀。

方剂：补阳还五汤加减。

药物组成：黄芪40g，炒白术、赤芍各15g，山药12g，当归、丹参、桃仁、红花、地龙、木香、砂仁、白扁豆各10g，川芎、水蛭各6g。7剂，水煎服，每日1剂。

患者连服中药7剂，并于每晚临睡前给予中药制剂"肠乐一号"100mL直肠滴注，保留灌肠。1周后，患者自觉腹痛程度较前减轻，腹痛频率和出血量亦随之减少，大便次数也减少至每日2～3次，大便质地偏稀，效不更方，初诊方黄芪增至60g，加党参12g，余药不变，续服。随后黄芪用量逐步增至80g。

4周后腹痛、便血、腹泻症状基本消失，复查肠镜见黏膜病变恢复正常，溃疡面愈合良好出院。

按语：患者主因"腹痛、腹泻、便血"就诊，属中医"便血"范畴。患者年老体弱，气虚表现为全身困乏、精神疲倦，气虚运血无力，血行缓慢，滞而为瘀，瘀血日久，络破血出，表现为便血。气虚为本，血瘀为标，治以益气化瘀，方用补阳还五汤加减。补阳还五汤原载于王清任《医林改错》一书，方中重用补气药，并配以少量活血通络之品，使气旺血行以治本，瘀消络通以治标，标本兼顾。补阳还五汤以当归为臣药，川芎、赤芍、红花、桃仁助当归活血行瘀为佐药。诸药合用，养正行血，和缓行瘀，以消散血络瘀滞，而且寒温同用，相互制约，不使药性过偏而损津碍气或助热生燥。药理研究还证实补阳还五汤具有降低血液黏稠度、改善血液流变性、抗血栓、抗动脉粥样硬化等的作用。口服中药的同时，配以我院科研制剂"肠乐一号"局部保留灌肠，以敛疮生肌、清热利湿、活血解毒，促进局部溃烂的黏膜愈合，从而将局部治疗与整体治疗相结合，达到内外兼治的效果。1周后，患者自觉腹痛程度较前减轻，腹痛频率和出血量亦随之减少，大便次数也减少至每日2～3次，加重补气之力，推动化瘀作用，达到治疗效果。

病案二

王某，男，65岁，2015年5月20日初诊。

主诉：腹痛、腹泻伴便血3天。

现病史：患者于5月17日无明显诱因出现腹痛，阵发性发作，以脐周为主，全腹阵发性痉挛性疼痛，疼痛较剧烈，有恶心感，出冷汗，乏力，无呕吐、呕血、发热，便意明显，便后疼痛缓解，大便溏稀，带有黏液及暗红色血液，日4次。血常规：白细胞10×10^9/L，中性粒细胞0.9%，血红蛋白145g/L，血小板148×10^9/L，红细胞4.4×10^{12}/L。便常规+潜血示：红细胞（＋＋），潜血（＋）。既往有"高血压病"5年，间断口服罗布麻片，血压控制在140／90mmHg。查体：腹平软，未见肠型及蠕动波，脐周压痛（±），无反跳痛，肝脾未及，肠鸣音8次/分。舌质暗，苔黄，脉沉弦。行电子肠镜检查示：横结肠近脾区侧、降结肠、乙状结肠可见黏膜下广泛出血灶，并可见散在点片状糜烂，血管纹理不清，未见溃疡及赘生物。直肠黏膜光滑，血管纹理清晰。镜下诊断考虑为缺血性肠炎。

西医诊断：缺血性肠炎。

中医诊断：便血。

证型：气虚血瘀。

治则：益气活血。

方剂：补阳还五汤加减。

药物组成：黄芪40g，炒白术、赤芍各15g，山药、党参各12g，当归、丹参、桃仁、红花、木香、砂仁、白扁豆各10g，川芎、水蛭各6g。7剂，水煎服，每日1剂。同时给予中药制剂"肠乐一号"100mL直肠滴注，保留灌肠。

二诊：患者自觉腹痛较前缓解，大便次数较前减少，每日2~3次，大便质稀，初诊方黄芪增至60g，余药不变，续服。

随后黄芪用量逐步增至80g，复查大便常规+潜血，均未见异常。复查肠镜示：所见肠段未见明显病变。

按语：缺血性肠炎是由于各种原因使肠壁血流灌注不良，引起缺血性肠道损害，使肠壁营养吸收障碍的一种综合征，其早期病变局限于黏膜层和黏膜下层，腹痛、血便、腹泻被称为缺血性肠炎的三大主症。患者主因"腹痛、腹泻伴便血"就诊，结合肠镜检查，符合缺血性肠炎的诊断。由于以前没有肠镜，我们就对缺血性肠炎没有概念，临床上对症治疗，盲目地止血治疗，使阻塞加剧，出现结肠组织坏死、穿孔，从而只能手术治疗。直到用肠镜观察后，任教授认为病变表现像"脑梗死"一样，这个病可以理解为"脑梗死"，那么我们用补阳还五汤以益气活血，肯定就有效果了。脉络通，出血自止，不止血而血自止。切记不可止血，越止血，脉越阻，血更出。

病案三

谢某，女，54岁，2013年7月27日初诊。

主诉：腹痛、便血1天。

现病史：患者1天前因饮食不洁后出现解鲜血便3次，量少，右下腹胀痛，伴头痛、乏力，纳差，遂来我院就诊。查体：腹稍膨隆，腹软，上腹和右下腹压痛（＋），无反跳痛，肝脾肋下未触及，墨菲征（－），肠鸣音存在，双肾无叩击痛。舌质淡暗，苔黄，脉沉。查血常规：白细胞11.7×10^9/L，中性粒细胞82%。便常规+潜血：潜血（＋＋），红细胞（＋）。行结肠镜检查：见右半结肠黏膜高度充血水肿，多处溃疡出血，部分出现暗紫色瘀血现象，黏膜质脆，触之易出血，病变肠段与正常肠段界限清楚。

西医诊断：缺血性肠炎。

中医诊断：便血。

证型：气虚血瘀。

治则：益气化瘀。

药物组成：黄芪40g，炒白术、赤芍各15g，山药12g，当归、丹参、桃仁、红花、地龙、木香、白扁豆各10g，川芎、砂仁、水蛭各6g。7剂，水煎服，每日1剂。同时每晚临睡前给予中药制剂"肠乐一号"100mL直肠滴注，保留灌肠。

二诊：患者自觉腹痛程度较前减轻，出血量较前减少，初诊方黄芪增至60g，加党参12g，余药不变，续服。随后黄芪用量逐步增至80g，腹痛、便血症状基本消失，复查肠镜，示斑片状充血，右半结肠原溃疡处呈愈合瘢痕状。

按语：缺血性肠炎是结肠某一段供血不足而导致结肠黏膜坏死和溃疡形成的肠病，表现为腹痛、便血，属于临床急症之一。治疗上，西医予抗感染、维持水电解质平衡。若疼痛不止、出血不止，应考虑手术治疗。

随着社会的不断进步，人均寿命的延长，老龄人口的比例越来越大，缺血性肠炎患者也越来越多。结肠的营养血管（动静脉）被堵塞，使之管辖的结肠段出现缺血性改变，表现为充血、水肿、糜烂、溃疡、出血等情况。轻症患者常表现为一过性腹痛，可自行缓解或经内科治疗后好转，重症患者可发生肠坏疽、穿孔，甚至危及生命。患者起病时可仅有腹痛、腹泻，随即出现便血，排便后腹痛稍缓解。但上述症状并非缺血性肠炎所特有，由于缺乏特异性临床表现及指导诊断的特异性实验室指标，缺血性肠炎在临床上较易被漏诊或误诊。因此，对于以不明原因右下腹痛、便血而就诊且无基础疾病的患者，不应忽视少见部位缺血性肠炎的可能性。应尽早行结肠镜检查，早期发现病变并予及时治疗，以缩短病程，避免并发症，降低病死率。

/ 非糜烂性胃食管反流病 /

一、现代研究

（一）概念

非糜烂性胃食管反流病是指胃十二指肠内容物反流入食管，出现反酸、烧心等症状大于3个月，且内镜下无黏膜损害的疾病，是胃食管反流病的一种亚型，占胃食管反流病的50%~85%。

（二）病因

目前，引起非糜烂性胃食管反流病的病因较多且复杂，但以胃食管的反流防御机制下降和多种反流物对食管黏膜的攻击增强为主要的两方面原因，具体而言有反流防御机制减弱、食管清除作用降低、胃排空延迟、食管黏膜屏障作用下降、酸袋影响、幽门螺杆菌感染、精神社会心理因素。治疗本病的关键是控制反流。但到目前为止，尚无直接发挥上述作用的药物和方法，故控制反流症状、治愈食管炎症、减少复发次数及防治并发症为本病主要的治疗目标。

（三）西医治疗

1.一般治疗

一般治疗以饮食习惯和生活方式的改变为主。平常加强体育锻炼，加速胃排空。合理饮食，坚决不吸烟、饮酒、喝浓茶、吃高脂肪食物等，晚饭吃六分饱，睡前不进饮食，睡时可将床头抬高15~20cm。此外，穿宽松衣物也可防止因腹压增高而引起反流。

2.药物治疗

PPI（质子泵抑制剂）或P-CAB（钾离子竞争性酸阻滞剂）：为强力抑酸药，疗效确切，是治疗本病的首选药，通常疗程为4~8周。组胺H_2受体拮抗剂：适用于轻至中症病人，疗程为8~12周。

抗酸药：常用铝碳酸镁、硫糖铝等。抗酸药用于临时缓解病人的症状，不能抑制胃酸分泌，主要作用是中和胃酸。

促进胃肠动力药物：常用伊托必利、多潘立酮等，主要作用是加快胃肠运动，可以有效缓解临床症状。

微生态制剂：微生态药物的使用会使肠道菌群紊乱的发生率降低，故患者不良反应的出现率也会减少。

二、中医认识

（一）病名

根据非糜烂性胃食管反流病临床表现，其在中医学中属于"吐酸""嘈杂""反胃""胸痹"等范畴。

（二）病因病机

胃失和降、胃气上逆为胃食管反流病基本病机，肝胆失于疏泄、脾失健运、胃失和降、肺失宣肃、胃气上逆，上犯食管，形成本病的一系列临床症状。禀赋不足、脾胃虚弱为胃食管反流病的发病基础，土虚木乘或木郁土壅，致木气恣横无制，肝木乘克脾土，胆木逆克胃土，导致肝胃、肝脾或胆胃不和；气郁日久，化火生酸，肝胆邪热犯及脾胃，脾气当升不升，胃气当降不降，肝不随脾升，胆不随胃降，以致胃气夹火热上逆；肝火上炎侮肺，克伐肺金，消灼津液，肺失肃降而咳逆上气，气机不利，痰气郁阻胸膈；病程日久，气病及血，则因虚致瘀或气滞血瘀。本病病理因素有虚实两端：属实的病理因素有痰、热、湿、郁、气、瘀，属虚者责之于脾。本病病机特点：一为逆，二为热，三为郁。

（三）辨证论治

依据《胃食管反流病中医诊疗专家共识意见》，把该病分为肝胃郁热证、胆热犯胃证、脾胃湿热证、瘀血阻络证、气郁痰阻证、中虚气逆证，对本病的临床工作有指导性作用。①肝胃郁热证。治则：疏肝泄热，和胃降逆。主方：柴胡疏肝散合左金丸。②胆热犯胃证。治则：清化胆热，降气和胃。主方：小柴胡汤合温胆汤。③脾胃湿热证。治则：清化湿热，健脾和胃。主方：黄连汤。④瘀血阻络证。治则：活血化瘀，行气止痛。主方：血府逐瘀汤。⑤气郁痰阻证。治则：开郁化痰，降气和胃。主方：半夏厚朴汤。⑥中虚气逆证。治则：疏肝理气，健脾和胃。主方：旋覆代赭汤合六君子汤。

三、治疗非糜烂性胃食管反流病的个人临床经验总结

任教授认为临床上，非糜烂性胃食管反流病以脾胃湿热型及肝胃不和型多见。治疗上强调不仅要调整肝胃之气，更应注意腑气是否通畅，提出了胃肠同治法，同时重视虚实辨证，整体观念，三因制宜，兼顾上下，具体治则、治法如下。

（一）疏肝理气，肝胃同调

肝五行属木，性喜条达而恶抑郁。肝疏泄功能正常，气顺则通，胃自安和，即"治肝可以安胃"。若情志失调，忧思恼怒，肝失疏泄，肝木横克脾土，脾胃互为表里，脾失健运，从而影响胃气和降，使胃气上逆。食管属于胃，临证便可出现反酸、烧心、嗳气、胸骨后疼痛不适，甚则呕吐，情绪不畅则加重，舌质淡红，舌苔白，脉弦等症。针对此类病人，任教授强调从肝胃论治，主张疏肝理气、和胃降逆、行气通腑，使肝气得疏，胃气得降，腑气通畅，气机通顺，病情自愈。临床上常用小柴胡汤合旋覆代赭汤加味以疏肝理气，和胃降逆。

（二）胃肠同治，整体论治

中医基础理论强调整体观念及辨证论治。人体作为一个有机的整体，五脏六腑间关系极为密切。李东垣谓"凡治病当问其所便"。大便通滞反映了内脏功能，排便之有无，依赖肺、肝、脾、肾等脏腑，腑气通，则胃中食物得以顺利下行入肠中，反之，腑气不通，浊气不得降，故而上逆，出现反酸、烧

心、嗳气、胸骨后疼痛不适，甚则呕吐等食管反流症状。任教授临床上通过清热化湿、和胃降逆、行气通腑，即胃肠同治法治疗非糜烂性胃食管反流病效果显著。大肠与胃同属阳明经，外感湿热，饮食不节，过食肥甘，脾胃逐渐酿生湿热，胃肠腑气不通，致大肠传导失权，积滞停留，气机不降，胃气上逆而发病，故采用胃肠同治法治疗本病效果显著。该法是在结合中医基础理论之整体观念的基础上总结的一种全新的治疗方法。

（三）辨证论治，三因制宜

临床时任教授每每根据患者的年龄、性别、体质等不同的特点来制订适宜的治则，即"因人制宜"。徐大椿《医学源流论》指出："天下有同此一病，而治此则效，治彼则不效，且不惟无效，而反有大害者，何也？则以病同而人异也。"青壮年患者气血旺盛，脏腑充实，实证多见，临床多用泻心汤、四逆散等加减。老年人脏腑功能衰退，患病多表现为虚证，或虚中夹实，因而多用补虚之法，或攻补兼施，用药量宜轻，药性宜平和，中病即止，在祛邪时要防止大苦大寒之品伤及阳气，防止大辛大热之品耗伤阴津；在补虚时温补阳气要防其辛燥，补气防止恋邪，宜结合行气、通降等法。临证任教授常采用香砂六君子汤、补中益气汤等随症加减。此外，因先天禀赋与后天生长环境的不同，体质均有差异，不同体质有着不同的疾病易感性，从而表现出寒热虚实不同证候。素体阳盛阴虚之体，应慎用温热滋补之品；阴盛阳虚之体，应慎用寒凉清利之品；体质壮实者，可权衡应用攻伐之品；体质虚弱者，则可辨证应用补益之剂。另外，任教授临床上往往强调四季气候的变化对人体的生理功能、病理变化产生的影响，治疗非糜烂性胃食管反流病应根据季节气候的特点适当调整用药。春季万物生发，草木苏醒，肝木易亢，治疗时须兼疏肝理气；夏季雨水较多，湿气盛，治疗时须加重清热化湿药用量；秋季雨水较少，燥气旺盛，治疗时须兼以生津润燥；冬季寒冷，治疗时须兼以温中散寒。同时任教授也强调病人来自不同地区，治疗用药应有所不同，强调气候、水土及生活习惯对人体的生理活动和病理变化的影响，如高原地区病人，多为寒邪、燥邪致病，治疗宜用散寒润燥法，选用辛散温润的药物；炎热多雨、地势低洼、气候潮湿等地区的病人，外邪致病多为湿邪、热邪所致，治疗宜用清热化湿法，多选用清热化湿类药物。

总之，临床上治疗非糜烂性胃食管反流病患者应做到三因制宜，即因时、因地、因人制宜，往往效果显著。

四、典型病案

病案一

柴某，女，51岁，2018年11月21日初诊。

主诉：烧心、反酸6月余。

现病史：患者饮食不节后出现烧心、反酸，伴有嗳气，胃脘憋胀，胸骨后不适，大便可，纳一般，自觉不消化，舌红苔黄腻，脉沉弦。辅助检查：2018年11月2日某院胃镜提示非糜烂性胃食管反流病。

西医诊断：非糜烂性胃食管反流病。

中医诊断：吐酸。

证型：脾胃湿热。

治则：健脾祛湿清热。

方剂：以旋覆代赭汤、枳术汤及柴平汤为基础进行化裁。

药物组成：藿香12g，苏梗10g，柴胡9g，黄芩9g，黄连6g，姜半夏9g，党参10g，厚朴10g，陈皮10g，旋覆花（包煎）15g，代赭石（先煎）20g，海螵蛸20g，生白术30g，枳实10g，神曲20g，炒麦芽20g，炒谷芽20g，生姜3g，甘草6g。7剂，水煎服，每日1剂，早晚分服。

二诊：烧心、吐酸缓解，食后胃胀，苔薄黄。二诊方加焦槟榔6g、大黄3g、延胡索10g，7剂。

三诊：病情稳定，无特殊不适，三诊方继服7剂，以巩固治疗。

按语：该患者所患之病乃中医学"吐酸"范畴，患者因饮食不节，湿热内阻，胃肠腑气不通，气机上逆，升降失调而出现反酸烧心、嗳气憋胀。方中旋覆花（包煎）、代赭石（先煎）、姜半夏降逆和胃，共为君药。《本草汇言》载："旋覆花（包煎），消痰逐水，利气下行之药也。"代赭石（先煎）归肝、心经，《医学衷中参西录》言"其重坠之力能引胃气下行……能制肝木之横恣，使其气不上干"，可见其有降肝胃逆气之功；枳实、生白术行气消痞，除胀通腑为臣药；柴胡、黄芩清泄湿热透邪，共同佐助君药；胃脘憋胀食滞者加神曲、炒二芽消食化滞；甘草扶正抗邪，调和诸药，甘草归心、肺、脾、胃经，性平而甘，善补脾益气，"甘草大甘，其功用在补土"，二者并用，功专健脾，合柴胡有益脾气、升清阳之意，另甘草"其性能缓急，而又协和诸药，使之不争"。全方共奏和胃降逆、清热化湿、行气通腑之效。如此可使肝气调畅、胃气和降、腑气通利，湿热所生无由，反流诸症自愈。

病案二

张某，男，60岁，2018年8月16日初诊。

主诉：反酸20余年，加重半月。

现病史：患者20年前情绪不畅后出现反酸，伴烧心、嗳气，胃脘隐痛，有憋胀感，口服雷尼替丁症状减轻，上述症状时轻时重，半月前生气后上述症状加重，伴乏力、眠差，纳可，二便调，舌淡苔黄腻，脉沉细。辅助检查：2018年7月23日某院胃镜提示胃多发息肉，非糜烂性胃食管反流病。

西医诊断：非糜烂性胃食管反流病。

中医诊断：吐酸。

证型：脾胃不和，湿阻气滞。

治则：疏肝和胃，理气化湿。

方剂：平胃散、小柴胡汤、旋覆代赭汤为基础进行化裁。

药物组成：藿香12g，苏梗10g，柴胡9g，黄芩9g，黄连6g，党参10g，姜半夏9g，厚朴10g，陈皮10g，生白术30g，枳实10g，竹叶10g，焦槟榔9g，旋覆花（包煎）15g，代赭石（先煎）20g，海螵蛸20g，大黄3片，生姜3片。7剂，水煎服，每日1剂，早晚分服。

二诊：吐酸减轻，苔薄黄。初诊方加海螵蛸至30g，加大黄5g，7剂。

三诊：病情稳定，无特殊不适，二诊方继服7剂，以巩固治疗。

按语：该患者所患之病属于中医学"吐酸"范畴，患者因情绪不畅，肝失疏泄，肝木横克脾土，脾胃互为表里，脾失健运，湿邪内阻，从而影响胃气和降，使胃气上逆，食管属于胃，临证便可出现反酸、烧心、嗳气。方中藿香、苏梗清热化湿醒脾，柴胡、黄芩清泄湿热透邪，旋覆花（包煎）消痰逐水，利气下行，同代赭石（先煎）、姜半夏合用降逆和胃，枳实、生白术、厚朴行气消痞，除胀通腑，海螵蛸抑酸和胃，全方共奏疏肝和胃、理气化湿之效。如此可使肝气疏，胃气降，湿邪所生无由，反流诸症自愈。

病案三

段某，女，47岁，2018年9月6日初诊。

主诉：夜间胸憋、反酸两年。

现病史：患者两年前饮食不慎后出现反酸、烧心、胸憋，夜间尤甚，伴嗳气，口干苦，食后不消，精神差，乏力，大便先干后稀，小便可，眠可。舌淡红苔白，脉沉。辅助检查：1年前某院胃镜提示非糜烂性胃食管反流病。

西医诊断：非糜烂性胃食管反流病。

中医诊断：吐酸。

证型：肝胃不和。

治则：疏肝和胃。

方剂：以小柴胡汤、旋覆代赭汤为基础进行化裁。

药物组成：藿香12g，苏梗10g，柴胡9g，黄芩9g，黄连6g，党参12g，姜半夏9g，厚朴10g，陈皮10g，旋覆花（包煎）15g，代赭石（先煎）20g，海螵蛸30g，白及10g，生白术20g，枳实10g，生姜2g。7剂，水煎服，每日1剂，早晚分服。

二诊：诸症减轻，苔薄白。初诊方加砂仁10g、生白术30g，7剂。

三诊：病情稳定，无特殊不适，上方继续服7剂，以巩固治疗。

按语：该患者夜间反酸两年属于中医学"吐酸"范畴，患者平素饮食不节，脾胃虚弱，肝气犯胃，从而影响胃气和降，胃气上逆，而出现反酸、烧心、嗳气。方中藿香、苏梗能够化湿醒脾，柴胡、黄芩、黄连清泄湿热透邪，"诸花皆升，旋覆独降"，故用旋覆花（包煎）利气下行，代赭石（先煎）重镇降逆，姜半夏降逆和胃，枳实、生白术、厚朴行气消痞，除胀通腑，海螵蛸合白及抑酸、护胃黏膜为用，全方共奏疏肝和胃降逆之效。如此可使肝气得疏，胃气得降，反流诸症自愈。

/ 反流性食管炎 /

反流性食管炎是消化内科的常见病和多发病，虽然致病因素有很多，但其根本病因是保护性与损害性因素失衡。随着现代社会节奏加快、人们工作和生活压力增加、饮食结构改变等原因，使本病发病率逐年上升。本病病程长、反复发作，且难以治愈，严重影响患者的生活质量。对此，根据本病的症状及特点，确立以疏肝和胃、降逆制酸为大法，选用柴平旋覆代赭汤为基本方加减对症治疗，其临床疗效确切。

一、现代研究

（一）概念

反流性食管炎是由于食管下段括约肌功能失调，或幽门括约肌的关闭功能不全，胃液中的胃酸、胃蛋白酶或十二指肠内容物反流入食管，引起食管黏膜充血、水肿，甚至糜烂等炎性改变的疾病。其好发部位在食管中下段，以下段最多。发病年龄以40~60岁常见。

（二）病因

①食管或胃手术后：全胃或胃大部切除、食管贲门切

除、贲门形成术、迷走神经切断术后等，引起胃食管下端括约肌功能障碍，使胃液中的胃酸、胃蛋白酶或十二指肠内容物、碱性胆汁、胰汁反流入食管，刺激食管黏膜。②食道裂孔疝、贲门失弛缓症。③呕吐物刺激：酸性呕吐物对食管黏膜的刺激性很大。十二指肠球部溃疡患者由于胃窦痉挛，以及继发性幽门、十二指肠梗阻引起高酸性胃液反流。某些疾病引起长期反复呕吐，如胆道疾病、慢性胃炎、功能性呕吐、偏头痛等，使胃酸、胃蛋白酶反流入食管，导致食管黏膜屏障和食管下端括约肌的功能受损。④饮食：有些食物可直接对食管黏膜有刺激性，如大量烟酒、过于辛辣的食物、过热食物可灼伤食管黏膜。另有些高糖饮食，如巧克力、咖啡、可口可乐等，可使胃酸分泌增加，在高胃酸的情况下，当食管下段括约肌功能不全时，易产生反流性食管炎。⑤某些药物不良作用：有些药物既对食管黏膜有刺激，又可使食管下段括约肌张力功能降低，如茶碱类、抗胆碱能药物、β受体阻滞剂、烟酸、黄体酮等，致使食管下段括约肌张力降低后，胃内容物易于反流。⑥内在因素：某些胃肠道激素，如胰泌素、胰高血糖素、肠抑胃肽（GIP）、血管活性肽（DIP）等，均可使食管下段括约肌的张力降低。⑦妊娠、自主神经功能紊乱、成年人特发性食管下段括约肌功能不全，均可影响食管下段括约肌正常关闭的张力，使胃内容物反流而发生病变。

（三）临床表现

①胸骨下烧灼感：胸骨下烧灼感又称"反流性烧心"，

为本病的主要症状，多在进食后1小时左右发生。烧灼感的轻重程度与病变的轻重有关，但严重食管炎有瘢痕形成者，可无或仅有轻微烧灼感。②反流至口咽部：每于餐后、躯干前屈或夜间卧床睡觉时，有酸性液体或食物从胃、食管反流到咽部或口腔。此症状多在胸骨下烧灼感或烧灼痛发生之前出现。③胸骨后或心窝部疼痛：疼痛可放射到后背、胸部甚至耳后，如同心绞痛或胸膜炎，重者为剧烈性刺痛。④如果反流性食管炎病人出现持续性胸骨后疼，甚至放射到颈部，提示为穿透性边界溃疡或同时伴有食管周围炎。⑤吞咽困难或呕吐：疾病初期，由于炎症造成食管局限性痉挛，可发生间歇性咽下困难和呕吐；后期由于纤维瘢痕所致的食管狭窄，出现持续性吞咽困难和呕吐。当吞咽困难逐渐加重时，烧心也逐渐减轻。在一般情况下，对较硬食物易出现持久性咽下困难，较大的食团可嵌塞在狭窄段，产生突然的疼痛和吞咽受阻现象。

（四）常见并发症

①出血：严重食管炎患者，可因食管黏膜糜烂而致出血，多为慢性少量出血。②食管狭窄：慢性食管炎时黏膜糜烂后发生纤维化，继之发生食管瘢痕性狭窄。③慢性咽炎和慢性声带炎：由于反流性食管炎患者的酸性胃内容物经食管反流到喉部所致。

（五）西医诊断依据

①胸骨后或剑突下烧灼性疼痛，多在进食辛、酸、脂肪类、酒类后出现。疼痛可放射至肩胛间区、胸骨两侧甚至两

臂，服碱性药物后减轻。食后仰卧、躯干前屈或剧烈运动可有酸或苦味的胃内容物反流至食管上段甚至溢入口腔，并发食管黏膜水肿、管腔痉挛或疤痕狭窄时可出现咽下困难。部分患者有食管贲门部或胃手术史。②食管钡餐检查黏膜正常，或可见黏膜皱襞不规则、紊乱、增粗；重者有食管狭窄。部分患者可见钡剂从胃反流至食管。③食管滴酸试验阳性。④胃镜检查可见齿状线模糊，食管下段黏膜充血、水肿、糜烂、出血及溃疡。黏膜活检见鳞状上皮细胞层次减少，基底细胞明显增生，乳头延伸上皮表面，伴有血管增生等（最准确的方法）。⑤食管24小时pH监测有助于确定是否存在过度酸反流，以及酸反流的程度，临床上一般主张在内镜检查和PPI试验之后，仍不能确定是否有反流存在时应用，也有用于治疗中症状持续时了解酸控制的情况。

（六）治疗

西医的药物治疗一般为①PPI口服：如奥美拉唑20mg，一天两次（bid），疗程8周，维持量每日10~20mg，至少6个月。②H$_2$受体阻滞剂（H$_2$RA）：如西咪替丁、雷尼替丁、法莫替丁等。③促动力药：西沙必利10mg一天三次（tid）或一天一次（qd），并维持治疗。

二、中医认识

（一）病因病机

食管为饮食通道，属胃的范围，传化物而不藏，以通降为顺，《难经集注》称其为"胃之系"。所以，凡是能引起胃病的病因同样也可导致食管病变。其病位虽在食管，但与肝、胆、脾、胃、肺关系密切。究其病因有三：一为情志不遂，使肝胆失于疏泄，横逆犯胃，或郁久化热，热灼胃阴，使胃失和降，损伤食管；二因饮食不节，过食辛辣热烫之物和醇酒厚味等，使食管干涩，食管损伤；三因先天禀赋不足，或劳倦内伤，或久病伤脾等，使脾胃虚弱，运化失司，痰湿内生，上贮于肺，肺失清肃，痰气交阻。以上诸因均可致肝胃不和，脾胃损伤，气机阻滞，脾胃升降功能失调，胃中浊气上逆，痰、气、热（火）、瘀等交结于食管及胃腑，而引起反流性食管炎等一系列病症。

本病的病机除与脾胃气机升降失调有关外，与肝肺升降对整个机体的气机调节亦密切相关。中医气机升降理论认为，"肝升肺降"是气机升降的关键，"脾升胃降"是气机升降的枢纽，因而气机升降失调是本病的主要病机。所以，在临证中，一定要在辨明病位的同时辨明气机之失调，如此才能正确地进行辨证治疗，从而取得颇为显著的效果。

（二）辨证分型

1.肝胃不和证

胸骨后及胃脘部有灼热感或疼痛，胁胀痛，嗳气，呕吐酸水或苦水，大便不爽，苔薄白，脉弦。

2.痰气阻膈证

胸脘胀痛，伴有灼热感，嗳气，呕吐痰涎或酸水，苔白腻，脉弦滑。

3.痰热结胸证

胸骨后灼热疼痛，甚者吞咽梗塞，呕吐苦水、酸水，或见咳嗽，吐黏痰，口渴，大便干结，舌红苔黄腻，脉弦滑或弦数。

4.瘀滞化热证

胸脘胀闷、灼热、疼痛，甚者咽下困难或疼痛，呕吐酸水、苦水，或伴呕血，嗳气不畅，口渴，大便不爽，舌质青紫或见瘀斑，苔薄黄，脉弦涩或弦细数。

5.胃热阴虚证

胸脘灼热疼痛，呕吐酸水、苦水，或有呕血，面赤颧红，五心烦热，形体消瘦，口干，大便秘结，舌红少苔，脉细数。

三、治疗反流性食管炎的个人临床经验总结

反流性食管炎是指胃中内容物甚至十二指肠液反流到食管内，导致食管黏膜破损而引起的慢性炎症，可导致食管溃疡、狭窄，甚至癌变。临床上常表现为反酸、烧心、胸骨后有烧灼感或疼痛，尤其以烧心为主要症状；较少见的症状有吞咽困难、咽部有异物感、声音嘶哑、慢性咳嗽、哮喘、慢性中耳炎等。此病的临床症状表现复杂多样，其中以胃、食管的症状表现多见，但同时对于咽部、耳部等的少见部位的症状也应高度

重视，避免漏诊或误诊。

反流性食管炎是西医病名，中医中并无此病名，但依据其临床表现，符合中医学特有的一些病的范围，如"吞酸""呃逆""嘈杂""胸痛"等。同时，祖国医学在几千年的发展中，对此病有着大量的记载和丰富的治疗经验，如刘完素在《素问玄机原病式》中说："酸者，肝木之味也，由火盛制金，不能平木，则肝木自甚为酸也。"高鼓峰在《医学心法·吞酸》里述："盖寒则阳气不舒，气不舒则郁而为热，热则酸矣。然亦有不因寒而酸者，尽是水气郁甚，熏蒸湿土而成也，或吞酸或吐酸也。又有饮食太过，胃脘窒塞，脾气不运而酸者，是怫郁之极，湿热蒸变，如酒缸太热则酸也，然总是木气所致。"再比如《素问·至真要大论》云："诸呕吐酸，暴注下迫，皆属于热。"诸如此类描述还有很多，对反流性食管炎都有着独到的认识和见解。

反流性食管炎因病程长，且反复发作，一些患者甚至出现焦虑、抑郁等精神障碍，给患者造成了很大的经济负担，严重影响了生活质量。本病的发病与环境、饮食、情志等因素密切相关，因此，除药物治疗外，患者还要保持心情舒畅；饮食规律，避免暴饮暴食和进食生冷油腻等难消化的食物；少喝浓茶、碳酸饮料、咖啡等，同时忌烟酒；加强锻炼；睡眠时最好采取左侧卧位，且抬高上身15°，以减少反流。患者在服用药物时配合改善不良生活习惯，有利于疾病的康复。

反流性食管炎的发病多与环境变更、酒食不节及情志失调有关，无论因何种原因所致，终使得肝气郁结，横逆犯胃，肝胃不和，胃失和降。肝主疏泄、主升发，具有调畅气机、疏畅情志的作用，能促进脾胃的消化功能；胃主受纳，以和降为顺，胃与脾相表里，脾胃共司升清降浊之功。如果肝气郁结，木失条达，横逆犯胃，胃失和降，即会出现嗳气吞酸、胸胁胀痛等症。所以，本病的病机为肝胃不和，胃气上逆。病位在食管，但涉及肝、脾、胃等脏腑。治疗以和胃降逆、调节气机升降为主。

依据所制订的治疗大法，任教授自拟柴平旋覆代赭汤治疗。药方组成为：柴胡9g，黄芩10g，姜半夏10g，党参10g，陈皮10g，厚朴10g，旋覆花（包煎）10~20g，代赭石（先煎）10~20g，乌贼骨20g，生姜6g，甘草6g，生白术10~30g，枳实10~20g。柴平旋覆代赭汤是由小柴胡汤、平胃散、小半夏汤、旋覆代赭汤、枳术丸五方化裁而成。小柴胡汤可和解少阳、疏肝透邪。平胃散能和胃运脾、理气化痰。小半夏汤可和胃降逆、消痰化饮。旋覆代赭汤能补益胃气、降逆化痰。枳术丸可健脾消食、行气化湿。五方化裁治疗反流性食管炎，共奏疏肝理气、和胃降逆、调畅气机之功。

同时，根据不同患者的不同体质、不同情况，还需在此药方上加减化裁，如口苦、胸闷加黄连、瓜蒌、郁金，嗳气、恶心加旋覆花（包煎）、代赭石（先煎），胁痛加延胡索、川楝子，纳呆、食欲不振加神曲、炒二芽，下咽不利加苏梗、茯苓，心烦加山栀、淡豆豉，郁闷、不寐加合欢皮、夜交藤，口黏、乏味、无食欲加藿香、佩兰等。

四、典型病案

病案一

刘某，女，55岁，2014年11月5日初诊。

主诉：反酸、烧心1年。

现病史：患者近1年来反酸、烧心反复发作，食后加重，偶有胸骨后疼痛。刻下症：反酸烧心，胸骨后疼痛，无恶心呕吐，嗳气频频，平素急躁易怒，纳可，二便调，舌淡苔薄白，脉细弦。既往史：否认其他系统慢性病及传染病史，无烟酒嗜好。胃镜检查诊断：反流性食管炎（B级）。

西医诊断：反流性食管炎（B级）。

中医诊断：吐酸（肝胃不和证）。

证型：肝气郁滞，胃失和降。

治则：疏肝和胃，降逆制酸。

药物组成：柴胡9g，黄芩10g，姜半夏10g，党参10g，陈皮10g，厚朴10g，旋覆花（包煎）20g，代赭石（先煎）10g，生姜6g，甘草6g，延胡索10g，黄连6g，吴茱萸3g。14剂，水煎服，每日1剂。

二诊：服上方7剂后反酸烧心减轻，嗳气好转，胸骨后疼痛基本消失，舌脉如前。上方加乌贼骨10g、丹参10g。14剂，水煎服。

三诊：药后诸症消失，复查胃镜：反流性食管炎（A级）嘱继服香砂养胃丸半月，以巩固疗效。

按语：该患者反酸、烧心，属于中医学"吐酸"范畴，患者平素急躁易怒，情志抑郁，肝气疏泄失常，肝气犯胃，从而影响胃气和降，胃气上逆，而出现反酸、烧心。方中柴胡、黄芩疏利肝胆，旋覆花（包煎）、代赭石（先煎）、姜半夏降逆和胃，厚朴行气消痞，除胀通腑，黄连苦寒燥湿直泻胃火，黄连、吴茱萸合为左金丸，具有疏肝和胃之功，加延胡索以止胸骨后之疼痛，全方共奏疏肝和胃降逆之效。如此则肝气得疏，胃气得降，反流诸症自愈。

病案二

王某，男，43岁，2018年10月8日初诊。

主诉：间断右侧胸骨后隐痛1年余。

现病史：患者于1月前生气后出现右侧胸骨后隐痛，夜间减轻，刻下症：胸骨后隐痛，无恶心呕吐，偶有口干、口苦，纳眠可，精神可，二便调，舌淡胖、苔薄白，脉弦。既往史：否认其他系统慢性病及传染病史，无烟酒嗜好。2018年11月24日某院胃镜检查诊断：①反流性食管炎（A级）；②贲门低级别上皮内瘤变；③浅表性胃炎。

西医诊断：反流性食管炎（A级）。

中医诊断：胸痹。

证型：肝郁脾虚。

治则：疏肝健脾。

药物组成：柴胡9g，黄芩9g，姜半夏9g，党参12g，陈皮10g，厚朴10g，旋覆花（包煎）15g，代赭石（先煎）20g，海螵蛸20g，煅瓦楞20g，生白术30g，枳实10g，川楝子9g，生姜3g。

7剂，水煎服，每日1剂。

二诊：服上方7剂后症状减轻，患者眠差，舌脉如前。初诊方加延胡索10g、合欢皮20g。7剂，水煎服。

三诊：药后诸症消失，嘱继服7剂，以巩固疗效。

按语：该患者以"初诊间断右侧胸骨后疼痛"为主症，所患之病乃中医学"胸痹"范畴，患者因生气，肝气郁滞，不通则痛而出现胸骨后疼痛。方中小柴胡汤可和解少阳、疏肝透邪，旋覆花（包煎）、代赭石（先煎）、姜半夏降逆和胃；枳实、生白术合为枳术丸，可行气消痞，除胀通腑；海螵蛸、煅瓦楞抑酸止痛，加用川楝子以疏肝止痛。全方共奏健脾疏肝、和胃降逆之效。如此可使肝气调畅，胃气和降，胸骨疼痛诸症自愈。

病案三

裴某，女，60岁，2018年7月5日初诊。

主诉：上腹部胀满3月。

现病史：患者于3月前饮食不节后出现上腹部胀满，夜间减轻。刻下症：上腹部胀满，喜温喜按，无恶心呕吐，偶有口干、口苦，纳眠可，精神可，二便调，舌红苔白，脉沉。既往体健。胃镜检查诊断：反流性食管炎（A级）。

西医诊断：反流性食管炎（A级）。

中医诊断：痞满。

证型：寒热错杂。

治则：平调寒热、辛开苦降。

药物组成：柴胡6g，黄芩6g，姜半夏9g，党参12g，厚朴10g，生白术20g，枳实20g，陈皮10g，旋覆花（包煎）15g，代赭石（先煎）15g，海螵蛸20g，白及10g，神曲15g，炒谷芽20g，炒麦芽20g，生姜3g。7剂，每日1剂，水煎服。

二诊：服上方7剂后症状减轻，无明显不适，偶有反酸。上方加黄连6g、大黄3g。14剂，水煎服。

三诊：药后诸症消失，嘱继服7剂，以巩固疗效。

按语：患者为老年人，是反流性食管炎的好发人群，患者上腹部胀满3月，胃镜提示反流性食管炎（A级），中医归属于"痞满"范畴，辨证属于寒热错杂证。该患者饮食不节，日久损伤脾胃，脾胃虚弱。患者上腹部胀满，喜温喜按，提示局部以虚寒证为主，又伴见口干口苦、舌红，可见也存在热邪，因此，辨证总属寒热错杂。方中黄芩、生姜同用，寒热平调，辛开苦降，合用小柴胡汤疏肝利胆，平胃散健脾和胃，旋覆代赭汤补益胃气、降逆化痰，加用海螵蛸、白及抑酸护胃，神曲、炒二芽以健脾消食。诸药同用，寒热平调，辛开苦降，肝胃同治，诸症自消。

病案四

梁某，女，49岁，2018年5月4日初诊。

主诉：间断反酸、烧心10余年，加重1月。

现病史：10年前出现间断反酸、烧心，近1月发作加剧，胸骨后有灼热感，上午较为明显，咽部有不适感。患者自己服用奥美拉唑不可缓解，2018年4月于本院查胃镜显示：食管下段可见纵行糜烂带，长度大于5mm，未见融合，未见溃疡与肿物。病理检查结果示：上皮细胞炎性浸润。符合胃食管反流病的镜下特点。刻下症：反酸、烧心，胃脘部不适，口苦、口干，恶心欲呕，脘胁胀痛，胸闷纳差，二便可，眠可。舌红、苔薄黄，脉沉弦。由内镜结果可知属于反流性食管炎（B级）。结合舌脉，辨证属肝气犯胃，胃失和降之证。

西医诊断：反流性食管炎（B级）。

中医诊断：吐酸。

证型：肝气犯胃，胃失和降。

治则：疏肝和胃，降逆通腑。

方剂：柴平汤加减。

药物组成：藿香12g，紫苏梗、党参、厚朴、陈皮各10g，柴胡、黄芩、姜半夏、枳实、黄连各9g，旋覆花（包煎）15g，代赭石（先煎）、神曲、炒二芽、海螵蛸、白术各20g，合欢皮30g。7剂，水煎服，日1剂。

二诊：患者已不觉烧心，咽喉部仍有不适，效不更方，前方加茯苓、木蝴蝶各10g。

三诊：诸症减，仍诉口苦，近日又眠差，舌尖红、苔黄，脉弦如前，初诊方加龙胆草6g、灯心草3g、蒲公英15g。7剂后诸症皆消失，继续服柴平汤化裁中药6周，于6月22日后复查胃镜，食管黏膜未见异常，后电话随访1年未见任何异常。

按语：患者年近五旬，为胃食管反流病的好发人群，长期反流已10余年，可归于西医"GERD"范畴。中医四诊合参，属于"吐酸"范畴，单纯PPI治疗效果不佳。《四明心法·吞酸》中论吐酸的病理："吐酸一证，虽分寒热两端，总以治肝为根本。"此病属于典型的上焦木土关系以肝胃关系为基础的病证。治以自拟加减柴平汤，从肝论治，解郁疏肝，和胃化湿。方中藿香醒脾和胃，紫苏梗理气消滞，代赭石（先煎）、旋覆花（包煎）重镇降逆，黄连苦寒燥湿，直泻胃火，枳术丸健脾化湿。后复诊因咽喉不利，取四七汤本意疏肝化咽喉之痰，木蝴蝶疏肝和胃。三诊因眠差，心胆火旺，加入心经之灯心草以泻心火，入胆经之龙胆草泻胆火以助睡眠，蒲公英清胃热，体现了胆胃同治的思想。《本草新编》谓蒲公英有白虎之功，却鲜有白虎泻火伤胃气之弊，可以长服久服而无碍。以蒲公英清胃热，是任教授临床之经验也。正常生理状态下肝主疏泄，中焦气机赖肝调畅；脾升胃降，全身气机得以畅达，中气旺盛，气血化生充足，脏腑得养，脾胃自健。从反流的源头入手，紧抓本病的病机，从肝论治，降逆通腑，卓有成效。

病案五

张某，女，50岁，2018年10月12日初诊。

主诉：间断反酸、烧心两年余，加重伴纳差、乏力两周。

现病史：患者两年前情绪不畅后出现反酸、烧心，伴食欲不振，嗳气频发，曾口服药物治疗，症状时轻时重，曾行电子胃镜示：反流性食管炎（B级）。两周前生气后上述症状加重，伴纳差、乏力。刻下症：反酸、烧心，脘胁胀痛，纳差，乏力，眠差，二便可。舌红、苔薄黄，脉弦细。

西医诊断：反流性食管炎（B级）。

中医诊断：吐酸。

证型：肝火犯胃，胃失和降。

治则：清泻肝火，和胃降逆。

方剂：以乌贝散合小柴胡汤为基础进行化裁。

药物组成：乌贼骨10g，浙贝母10g，陈皮10g，瓦楞子20g，柴胡10g，黄芩10g，半夏9g，竹茹9g，焦山楂10g，焦麦芽10g，焦神曲10g，茯苓10g，生姜5片。7剂，水煎服，每日1剂。

二诊：患者自觉反酸减轻，饮食有所改善，效不更方，初诊方加鸡内金15g，14剂继服。

三诊：诸症消失，复查胃镜：反流性食管炎（A级）嘱继服二诊方7剂，巩固疗效。

按语：患者为中老年人群，是胃食管反流病的好发人群，反复反酸、烧心，可归为"胃食管反流病"范畴，中医归属于"吐酸"范畴，辨证属于肝火犯胃、胃失和降证。该患者情志不遂，肝气郁滞，日久气郁化火，肝火横逆犯胃，胃失和降，而发为反酸、烧心，治以乌贝散合小柴胡汤加减，从肝论治，清肝泻火，和胃降逆，方中乌贼骨制酸止痛，浙贝母化痰散结，瓦楞子、半夏和胃降逆，柴胡、黄芩清泄湿热透邪，焦三仙以健脾消食，茯苓、陈皮健脾燥湿。诸药合用，体现了肝胃同治的思想。

病案六

王某，女，57岁，2018年12月12日初诊。

主诉：反酸、烧心1月余。

现病史：患者1月前饮食不慎后出现反酸、烧心，伴嗳气、腹部胀满，曾于某医院行电子胃镜示反流性食管炎（A级）。平素焦虑。刻下症：反酸、烧心、嗳气，腹部胀满，纳差，便秘，两天一次，小便正常。舌淡、苔薄白，脉弦。

西医诊断：反流性食管炎（A级）。

中医诊断：吐酸。

证型：肝胃不和证。

治则：疏肝和胃。

方剂：以柴平汤合旋覆代赭汤为基础进行化裁。

药物组成：藿香12g，紫苏梗10g，柴胡9g，黄芩9g，姜半夏9g，党参12g，厚朴10g，生白术30g，瓜蒌15g，陈皮10g，旋覆花（包煎）15g，代赭石（先煎）20g，海螵蛸20g，神曲20g，炒谷芽20g，炒麦芽20g，焦槟榔6g，枳实9g。7剂，水煎服，每日1剂。

二诊：患者自觉反酸、烧心、嗳气减轻，仍焦虑失眠，在前方基础上加神曲至30g、炒谷芽至30g、炒麦芽至30g，加合欢皮20g，栀子9g，大黄2g。7剂，水煎服，早晚分服。

三诊：诸症消失，嘱继服二诊方7剂，巩固疗效。

按语：该患者反酸、烧心1月余，属于中医学"吐酸"范畴，结合患者症状、舌脉及平素焦虑病史，辨证属于肝胃不和。该患者平素焦虑抑郁，肝气郁滞，常常犯于胃，引起肝胃不和，而发为反酸、烧心，治以柴平汤合旋覆代赭汤加减，方中柴胡解郁，黄芩清郁热，以生白术易苍术（生白术可以养脾精），枳实消痞胀，厚朴燥湿除满，神曲、炒二芽、焦槟榔消积化滞，又无山楂产酸之嫌，代赭石（先煎）、旋覆花（包煎）重镇降逆，藿香、紫苏梗醒脾开胃，海螵蛸抑酸和胃，诸药合用，从肝论治，疏肝和胃降逆，体现了肝胃同治的思想。

/难治性胃食管反流病/

一、现代研究

胃食管反流病是常见的消化系统疾病，是胃内容物反流引起相关症状的一种疾病，其主要症状为反酸、烧心、胸痛和反食等，发病率有逐渐升高的趋势。难治性胃食管反流病目前尚无统一定义，《中国胃食管反流病专家共识意见》认为采用双倍剂量PPI治疗8~12周后烧心和（或）反流等症状无明显改善的患者属于难治性胃食管反流病。近年来，全球难治性胃食管反流病的发生率呈上升趋势，有文献报道，在胃食管反流病中，难治性胃食管反流病占10%~40%，且更容易出现哮喘、慢性咳嗽、喉炎等食管外表现。但难治性胃食管反流病的发病机制尚不明确，西医以加大抑酸药物剂量、使用促动力药和神经调节剂、运用内镜手术治疗等方法为主，效果欠佳，病情反复，长期困扰患者，降低了其生活质量。

二、中医认识

（一）病名

中国古代没有胃食管反流病之名，更没有难治性胃食管反流病的病名，根据患者的主要症状可将之归为"吐酸""嘈杂""噎膈""食管瘅"等范畴。本病症候首见于《黄帝内经》，称为"吐酸"。

（二）病位

《景岳全书》中言："腹满少食，吐涎呕恶，吞酸嗳气，谵语多思者，病在脾胃。"《临证备要·吞酸》云："胃中泛酸，嘈杂有烧灼感，多因于肝气犯胃。"无论古代还是现代医家，多将本病病机责于肝、脾两脏，实则忽略了"肺主宣降""肺为气之主"的概念。肺失宣降，肺气上逆亦可促使胃气上逆，正如《医部全录·呃门》所言："阳明所受谷气，欲从肺而达表，肺气逆还于胃，气并相逆，复出于胃，故为哕。"因此难治性胃食管反流病与肺、脾、肝三脏有关，更为贴切。

（三）病因病机

《诸病源候论》中记载："噫酸者……谷不消则胀满而气逆，所以好噫而吞酸，气息酸臭。"指出了宿食不化所致胃失和降，气机阻滞中焦，胃气上逆而嗳气酸臭。《素问·五脏别论》所述的"六腑者，传化物而不藏，故实而不能满也"，可以说是"通降理论"的基础，任教授对运用"通降理论"治疗难治性胃食管反流病亦很推崇，且进一步提出"胃肠同治"，强调通腑气以降胃气。难治性胃食管反流病的发生常有弱酸或非酸反流，其中不可忽视胆汁反流，《沈氏尊生书》所云的"呕苦水则由邪在胆，胆上乘胃，故逆而吐胆汁，致所呕苦水也"再次解释了胆气犯胃的病机。因此，难治性胃食管反流病的发生往往是胃气上逆、脾虚不运、肝气郁结、胆气上犯、肺失宣降、腑气不通等病机单一发生或相兼发生的结果，《素问·咳论》有云："五脏六腑皆令咳，非独肺也。"而难治性胃食管反流病的发生则"非独胃也"。任教授临床上以"和胃、健脾、疏肝、利胆、宣肺、清肠（通腑）"之六位一体的治疗策略以治疗本病。多维度的治法，可使难治性胃食管反流病患者病情更快缓解，且不易复发。

（四）辨证论治

依据《胃食管反流病中医诊疗专家共识》，把该病分为肝胃郁热证、胆热犯胃证、脾胃湿热证、瘀血阻络证、气郁痰阻证、中虚气逆证，对本病的临床工作有指导性作用。①肝胃郁热证。治则：疏肝泄热，和胃降逆。主方：柴胡疏肝散合左金丸。②胆热犯胃证。治则：清化胆热，降气和胃。主方：小柴胡汤合温胆汤。③脾胃湿热证。治则：清化湿热，健脾和胃。主方：黄连汤。④瘀血阻络证。治则：活血化瘀，行气止痛。主方：血府逐瘀汤。⑤气郁痰阻证。治则：开郁化痰，降气和胃。主方：半夏厚朴汤。⑥中虚气逆证。治则：疏肝理气，健脾和胃。主方：旋覆代赭汤合六君子汤。

三、"六位一体"治疗难治性胃食管反流病的个人临床经验总结

（一）从"胃"论治难治性胃食管反流病及药物举隅

难治性胃食管反流病患者病在食管，实则为多因素所致胃

气上逆之故，从"胃"论治，最易理解。任教授认为，难治性胃食管反流病其邪在胃，逆在食管，胃属六腑，想运用好降胃气之法，应理解"通降理论"。代表方剂：平胃散合旋覆代赭汤加减。平胃散可和胃运脾、理气化痰，旋覆代赭汤能补益胃气、降逆化痰，两方联用以健脾和胃、升清降浊。

（二）从"脾"论治难治性胃食管反流病及药物举隅

难治性胃食管反流病患者可因饮食不节而损伤脾胃；或久病伤脾，脾气虚弱，诸邪结于食管，脾气不升，胃气不降而发病。难治性胃食管反流病与脾虚不运的密切关系得到了诸多医家的认同，国医大师徐景藩认为本病病位在食管，与脾胃密切相关，再如袁红霞教授认为脾胃虚弱为本病的发病基础，而胃虚气逆，升降失常为其关键病机。任教授认为，从"脾"论治难治性胃食管反流病，不仅要将脾胃虚弱作为基本病机，而且更要重视脾脏喜燥而恶湿的特性，脾虚常因湿困，湿阻中焦，导致脾胃气机升降失常。任教授认为，湿邪多与他邪相兼出现，致湿热证、寒湿证，故湿邪成为脾虚型难治性胃食管反流病的病因之一，顾脾胃、祛湿邪是治疗本病的常法，湿邪得除，他邪乃去。代表方剂：香砂六君子汤合旋覆代赭汤加减。任教授在此方基础上常加煅瓦楞、海螵蛸以制酸和胃，或加神曲、炒二芽以加强健脾消食之功。

（三）从"肝"论治难治性胃食管反流病及药物举隅

首先，从"肝"论治法强调了木土的密切关系，肝气犯胃、肝胃不和往往是反流性疾病的病因，注重疏肝气、降胃气是治疗反流性疾病的途径，这是将"通降理论"与"五行理论"相结合。叶天士言："肝为起病之源，胃为传病之所。"且食积则化热，气郁则上逆，均体现了"从肝论治"难治性胃食管反流病的重要性。其次，精神心理因素在难治性胃食管反流病的发生、发展中有重要的作用，精神心理因素与难治性胃食管反流病可互为因果，相互影响，因此，从"肝"论治很有必要。肝主疏泄，调畅全身气机，肝气疏泄功能正常是胃肠运化功能正常与否的一个重要条件，凡忧思恼怒，皆可致肝气郁结，疏泄功能异常，在上则为呕逆嗳气。代表方剂：柴平汤合旋覆代赭汤加减。小柴胡汤以疏利肝胆，调畅情志；平胃散化湿和胃，理气祛湿则脾胃自健，情绪舒畅则病无反复，再加旋覆代赭汤助降逆和胃之功。

（四）从"胆"论治难治性胃食管反流病及药物举隅

随着食管测压监测手段的普及，难治性胃食管反流病患者中非酸反流、混合反流者逐渐受到重视，这也是服用大量抑酸药物不能控制病情的原因之一，此类患者的症状也类似于胆汁反流性胃炎，常在反酸、烧心的基础上，并发嘈杂、口苦、恶心等症。正如《灵枢经》所言："邪在胆，逆在胃，胆液泄则口苦，胃气逆则呕苦。"难治性胃食管反流病患者的主要病机为胆气犯胃。肝与胆相表里，胆、胃均属腑，其气以降为顺，以通为用，难治性胃食管反流病患者病情的反复发作多为胆胃不和、虚实寒热错杂之故，治疗时既要降胃气，又要下利胆气。代表方剂：通降汤。本方由半夏泻心汤、左金丸、枳术丸、旋覆代赭汤化裁而成。半夏泻心汤寒热并用以和脏腑阴阳，辛苦合用以复气机升降，补泻兼施以调虚实；左金丸辛开苦降；两方合用，共收清肝泻火、降逆止呕之效；枳术丸通腑气以降胃气，旋覆代赭汤降气平逆。诸方合用，苦辛通降，寒热平调，使胆气得利、胃气得降。

（五）从"肺"论治难治性胃食管反流病及药物举隅

大部分难治性胃食管反流病患者内镜检查无阳性发现，食管pH监测是评估难治性胃食管反流病的另一重要手段，难治性胃食管反流病包括了弱酸反流（pH4~7）和非酸反流（pH>7）。因此，治疗难治性胃食管反流病重在抗反流，而并非单纯抑制胃酸，反流症状多属于中医之气机上逆范畴。人体气机运行正常，其中肝脾主升，肺胃主降，在重视胃气上逆的同时，切不可忽视肺气上逆。肺为气之主，肺胃之气皆以下降为和，并可互为影响，如《四圣心源》云："胃逆则肺金不降，浊气郁塞而不纳。"其次，难治性胃食管反流病的食管外表现，如哮喘、慢性咳嗽等症，多为肺系疾病，肺失宣降与胃气上逆并发，理应从"肺"论治，效果甚好。代表方剂：半夏厚朴汤合旋覆代赭汤加减。若难治性胃食管反流病患者出现咳嗽、哮喘等较重的食管外表现，酌加桔梗、枇杷叶、苏子、桑白皮、陈皮以宣肺降逆，化痰平喘。若患者见咳痰黄稠、舌红苔黄腻、脉滑数等痰湿化热，任教授常加小陷胸汤，以清热化痰、宽胸散结，助肺气宣降。

（六）从"肠（腑）"论治难治性胃食管反流病及药物举隅

难治性胃食管反流病患者病位看似在食管，但任教授临床论治本病一贯推崇"通降"理论，又提出"胃肠同治"之法。"胃肠同治"法强调通腑气而降胃气，是"通降理论"的具体诠释。通腑气若用在下消化道，以通利肠道之气为代表。"六腑以通为用"，降则和，不降则滞，反升则逆，"通降"是胃肠生理特点的集中体现，胃气、腑气皆以沉降为顺，故通降胃肠、和胃降逆可作为治法之一。

四、典型病案

病案一

范某，男，64岁，2015年6月24日初诊。

主诉：间断反酸、嗳气5年余，加重1周。

现病史：患者5年前饮食不节后开始出现反酸、嗳气频作，经规律治疗12周后症状缓解不明显。近1周来反酸、嗳气加重，反酸，胃脘憋胀，按之得舒，纳差，精神可，眠可，大便日行1次，小便可。舌脉：舌淡红，苔薄，黄腻，脉沉。辅助检查：2015年于本院胃镜示反流性食管炎（C级）。

西医诊断：难治性反流性食管炎（C级）。

中医诊断：痞满。

证型：脾胃湿热。

治则：健脾祛湿清热。

方剂：以旋覆代赭汤、枳术汤及柴平汤为基础进行化裁。

药物组成：藿香12g，苏梗10g，柴胡9g，黄芩9g，姜半夏9g，党参10g，厚朴10g，生白术10g，枳实10g，陈皮10g，旋覆花（包煎）15g，代赭石（先煎）20g，海螵蛸20g，木香10g，砂仁9g，生姜3片。14剂，水煎服，日1剂，早晚分服。

二诊：患者反酸、嗳气消失，前方去旋覆花、代赭石，继服7剂。

按语：该患者间断反酸、嗳气5年，经规律治疗12周后症状缓解不明显，西医诊断为难治性反流性食管炎，间断反酸、嗳气归属于中医学"吐酸"范畴，辨证属脾胃湿热。患者平素饮食不节且病久，故易损伤脾胃，脾胃虚弱进一步导致脾胃运化水湿功能减弱，水湿困脾，导致中焦气机不畅，故该患者反复嗳气、反酸、胃脘憋胀；水湿郁久化热，故见舌淡红，苔薄黄腻，脉沉。方中藿香、苏梗清热化湿醒脾，旋覆花（包煎）、代赭石（先煎）、姜半夏降逆和胃，枳实、生白术行气消痞，除胀通腑，柴胡、黄芩清泄湿热透邪，木香、砂仁理气宽中，海螵蛸抑酸和胃。

病案二

罗某，男，60岁，2016年9月12日初诊。

主诉：间断反酸、烧心3年余，加重半月。

病史：患者3年前饮食不节后开始出现反酸、烧心，经规律治疗12周后上述症状缓解不明显。近半月来反酸、烧心加重，饭后尤甚，伴有咳嗽痰黄质稠，纳差，精神可，眠可，大便干，2~3天1次，小便可。舌脉：舌淡红，苔黄腻，脉弦。辅助检查：2016年本院胃镜示反流性食管炎（C级）。

西医诊断：难治性反流性食管炎（C级）。

中医诊断：吐酸。

证型：肝胃不和。

治则：疏肝和胃降逆。

方剂：以半夏厚朴汤、旋覆代赭汤、小陷胸汤为基础进行化裁。

药物组成：姜半夏9g，厚朴12g，苏梗12g，旋覆花（包煎）10g，代赭石（先煎）12g，桔梗12g，生姜3g，桂枝6g，黄连6g，瓜蒌12g，甘草6g。7剂，水煎服，日1剂，早晚分服。

二诊：患者诸症消失，偶反酸，苔薄黄，在初诊方基础上去黄连，加木香9g、砂仁6g。7剂，水煎服，日1剂，早晚分服，随访效佳。

按语：该患者间断反酸、烧心3年余，经规律治疗12周后反酸、烧心症状未见明显缓解，西医诊断为难治性反流性食管炎，反酸、烧心在中医学上归属于"吐酸"范畴，辨证属肝胃不和。患者平素饮食不节且病久，故易损伤脾胃，脾胃虚弱，脾胃升降失常，导致中焦气机不畅，故该患者反复反酸、烧心；肺为气之主，肺胃之气皆以下降为和，并可互为影响，肺失宣降与胃气上逆并发，故可伴见咳嗽痰黄质稠，舌淡红，苔黄腻，脉弦，皆为肝胃不和之象。方中姜半夏、厚朴化痰降气；苏梗清热化湿醒脾；旋覆花（包煎）、代赭石（先煎）降逆和胃；桔梗宣肺降逆，化痰平喘；黄连、姜半夏、瓜蒌合为小陷胸汤，以清热化痰，宽胸散结，助肺气宣降；木香、砂仁理气宽中。诸药合用，体现了"六位一体"治疗胃食管反流病中的"肺胃同治"，宣发肺气，使肺气得以宣肃，促进胃气之和降。

病案三

刘某，男，40岁，2017年8月7日初诊。

主诉：间断上腹部胀满3年余，加重半年。

现病史：患者3年前饮食不节后出现上腹部胀满，间断发作，曾规律治疗12周后症状未见明显。近半年来上腹部胀满加重，喜温喜按，伴反酸、烧心，纳一般，精神可，眠可，大便干，1~2天1次，小便可。舌脉：舌红，苔白，脉滑。辅助检查：2017年于山西大医院行胃镜检查示反流性食管炎（C级）。

西医诊断：难治性反流性食管炎（C级）。

中医诊断：痞满。

证型：脾虚湿阻。

治则：健脾化湿。

方剂：旋覆代赭汤及香砂六君子汤为基础进行化裁。

药物组成：木香9g，砂仁9g，藿香12g，苏梗10g，柴胡6g，黄芩6g，姜半夏9g，党参12g，厚朴10g，生白术30g，枳实10g，陈皮10g，旋覆花（包煎）15g，代赭石（先煎）20g，海螵蛸20g，生姜3片。7剂，水煎服，日1剂，早晚分服。

二诊：上腹部胀满不适减轻，大便好转，1~2次/日，质中，初诊方加生白术至40g。7剂，水煎服，日1剂，早晚分服。随访效佳。

按语：该患者病程较长，间断上腹部胀满3年余，归属于中医学"痞满"范畴，辨证属脾虚湿阻。患者平素饮食不节，日久损伤脾胃，运化功能失常，运化水湿之力减弱，水湿困脾，导致中焦气机不畅，不通则痛，故该患者反复出现上腹部胀满不适；中焦气机不畅，腑气不通，故见大便干，舌红，苔白，脉滑，为脾虚湿阻之象。病机总属湿邪中阻，清阳不升，浊阴不降。方中木香、砂仁行气宽中，藿香、苏梗化湿醒脾，姜半夏、陈皮理气健脾、燥湿化痰，党参、生白术健脾祛湿，旋覆花（包煎）、代赭石（先煎）降逆和胃，枳实、生白术行气消痞，除胀通腑，柴胡、黄芩清泄湿热透邪，海螵蛸抑酸和胃。诸药共奏健脾祛湿、升清降浊之功。

/以"通降"论治胆汁反流性胃炎的经验/

一、现代研究

（一）概念

胆汁反流性胃炎（BRG）是十二指肠液、胆汁或胰液反流入胃，破坏胃内黏液屏障，引起胃黏膜充血、水肿、糜烂、胆盐附着等病理改变的一种胃黏膜慢性炎症性病变。其中，由幽门括约肌功能失调及上消化道动力功能紊乱导致的，称原发性胆汁反流性胃炎；由胃、幽门、胆囊手术原因导致的，称继发性胆汁反流性胃炎。本病以频发或持续性胃部饱胀、疼痛、烧灼感，恶心、呕吐黄色苦汁，食欲不振，或伴嗳气、反酸、口苦等非特异性症状为临床表现。近年来发病趋势有所上升，据相关资料显示，我国BRG的发病率约占胃炎患者总数的12.3%。

（二）病因

①胆系疾病：研究表明，当机体存在胆囊炎、胆结石等疾病时，胆道系统的充血、水肿、疼痛会刺激周围组织引起迷走神经兴奋，一方面导致胃肠激素分泌增加，引起胃肠蠕动紊乱，另一方面消化间期Oddi括约肌舒张，导致排入十二

指肠的胆汁增多，以上两种机制共同引发胆汁反流。②胃肠道疾病：如消化性溃疡、十二指肠球炎、幽门恶变乃至胃肠道手术等都会增加BRG的发病概率。③幽门螺杆菌感染：目前尚无法确定幽门螺杆菌是否在BRG的发病中发挥作用。④精神心理因素：研究发现精神心理障碍与胆汁反流程度有相关性，精神心理症状积分与反流程度相关，但精神心理因素的确切致病机制尚未阐明。⑤其他因素：该病发病存在众多相关因素和规律性，如年龄、性别和季节等。

（三）临床表现

BRG的临床症状不具有特异性，最常见的是中上腹部有饱胀感、烧灼感，手术后的患者该症状更加明显。也有患者会出现口苦、呕吐、食欲不振、失眠、焦虑等症状，常常在进食碱性食物的情况下病情加重，而另外有些患者会在固定的时间如凌晨或夜间出现胆汁性呕吐，日久继而出现贫血、消瘦等症状。

（四）诊断程序

在全面采集病史和体格检查的基础上，胃镜及组织学检查是BRG诊断的关键，在镜检过程中发现黄绿色的胆汁为诊断的依据。胆汁反流严重程度参照Kellosalo分级划分。0级：胃镜下见黏液湖清亮、透明。Ⅰ级：黏液湖清亮，呈淡黄色。Ⅱ级：黏液湖呈清亮黄色。Ⅲ级：黏液湖呈淡黄色或深绿色。胃镜能够通过镜下表现反映出BRG的严重程度，仅依靠临床表现不能确诊。病因诊断除通过了解病史外，还可进行下列实验室检测。①放射性同位素核素扫描：通过对胃内同位素含量的检测来判定肠胃反流程度。此方法是诊断BRG的"金标准"。②胃液pH24小时监测：在手术胃，过多反流时通常胃内pH>4即有诊断意义；在完整胃，pH≥3即有诊断意义。③24小时胆红素监测：通过监测胆红素的光学波峰并进行分析，可判断胃内胆红素是否超过正常值，从而间接判断有无胆汁反流。

（五）西医治疗

1.一般治疗

帮助病人认识和理解病情，建立良好的生活和饮食习惯，避免抽烟、饮酒及服用非甾体抗炎药。避免食用可能诱发症状的食物。注意根据病人的不同特点进行心理治疗。生活要规律，保证充足的睡眠，保持良好的心态，适当参加运动和力所能及的体力活动。

2.药物治疗

目前尚无特效药物，主要是经验性治疗。

（1）抑酸药　代表药物有奥美拉唑、雷贝拉唑、泮托拉唑等。

（2）增强胃肠动力药　代表药物有莫沙必利、多潘立酮、曲美布汀等。

（3）胃黏膜保护剂　代表药物有铝碳酸镁、康复新液、瑞巴派特等。

（4）抗抑郁焦虑药　代表药物有氟哌噻吨美利曲辛片、帕罗西汀等。

（5）中和胆汁酸药　代表药物有考来烯胺散和熊去氧胆酸等。

（六）手术治疗

针对胃大部切除术后BRG患者及保守治疗无效且病情较重者，临床常采用胆道分流术或Roux-en-Y术进行治疗。

预后：BRG的症状可以反复、间断性发作，一般认为社会心理负担越重、疑病者，症状越不容易消失。

二、中医认识

（一）病因病机

中医根据胆汁反流性胃炎以胃脘部发生疼痛为主症的临床症状及体征，将其归属于"胃脘痛""痞满""胆瘅"等范畴。《实用中医消化病学》中归纳肝木携胆邪乘胃，致胆胃难降，胆热冲逆胃气为其病机。本虚主要表现为脾气（阳）虚和胃阴虚，标实主要表现为气滞、湿热和血瘀，脾虚、气滞是本病的基本病机。血瘀是久病的重要病机。引起本病常见的病因有：

1.外邪侵袭

因胃腑与体外相通，外感寒、热等诸邪，客于胃脘，气机阻滞，升降失司，致胃痛、反酸、呕恶等。如服药苦寒太过，或寒食伤中致使寒凝气滞，胃气失和，胃气阻滞，不通则痛。正如《素问·举痛论篇》所说："寒气客于肠胃之间，膜原之下，血不得散，小络急引，故痛。"

2.饮食不节

《黄帝内经》中首次阐述了饮食不节是直接损伤脾胃的原因。故《素问·痹论篇》曰："饮食自倍，肠胃乃伤。"饮食生冷，饥饱失常，过饮烈酒，均可致脾伤胃损，湿热阻滞气机，胆腑夹热上逆于胃而发病。

3.情志失调

脾胃的受纳运化，中焦气机的升降，有赖于肝之疏泄，《素问·宝命全形论篇》所说的"土得木而达"即是这个意思。因此，本病在病理上就会出现木旺克土或土虚木乘之变。忧思恼怒，情志不遂，肝失疏泄，肝郁气滞，横逆犯胃，以致胃气失和，胃气阻滞，即可发为胃痛。所以《沈氏尊生书》谓："胃痛，邪干胃脘病也……性肝气相乘为尤甚，以木性暴，且正克也。"胆与肝相表里，皆属木。胆之通降，有助于脾之运化及胃之和降。《灵枢经·四时气》曰："善呕……邪在胆，逆在胃，胆液泄则口苦，胃气逆则呕苦。"胆气不降，逆行犯胃，致胃气失和，肝胆胃气机阻滞，也可发生胃痛。

4.脾胃虚弱

素体脾虚、久病后胃气未复、劳倦过度、手术等均可损伤脾胃致胆邪随逆乱之胃气上犯而发病。

（二）辨证论治

胃痛的治疗，以理气和胃止痛为基本原则。旨在疏通气机，恢复胃腑和顺通降之性，通则不痛，从而达到止痛的目的。胃痛属实者，治以祛邪为主，根据寒凝、食停、气滞、郁热、血瘀、湿热之不同，分别用温胃散寒、消食导滞、疏肝理气、泻热和胃、活血化瘀、清热化湿诸法；属虚者，治以扶正为主，根据虚寒、阴虚之异，分别用温中益气、养阴益胃之法。虚实并见者，则扶正祛邪之法兼而用之。根据《慢性胃炎中医诊疗专家共识意见（2017）》，本病按以下7型治疗：①肝胃气滞证。治法：疏肝理气和胃。主方：柴胡疏肝散加减。②肝胃郁热证。治法：清肝和胃。主方：化肝煎合左金丸加减。③脾胃气虚证。治法：益气健脾。主方：香砂六君子汤加减。④脾胃虚寒证。治法：温中健脾。主方：黄芪建中汤合理中汤加减。⑤脾胃湿热证，治法：清热化湿。主方：黄连温胆汤加减。⑥胃络瘀阻证。治法：活血化瘀。主方：失笑散合丹参饮加减。⑦胃阴不足证。治法：养阴益胃。主方：一贯煎加减。

（三）其他疗法

针灸治疗：常用取穴有足三里、中脘、胃俞、脾俞、内关等。肝胃不和加肝俞、太冲、期门，伴郁热加天枢、丰隆，脾胃虚弱加脾俞、梁丘、气海，胃阴不足加三阴交、太溪，气滞血瘀加太冲、血海、合谷。

三、以"通降"论治胆汁反流性胃炎的个人临床经验总结

根据胆汁反流性胃炎的临床症状，本病属于中医"胃脘痛""痞满""胆瘅"等范畴。中医认为情志失遂、恣食肥甘等致肝不疏泄，胆汁失排，逆而犯胃成病。西医认为本病的发

生是由胃肠运动及胃肠激素、幽门螺杆菌感染、胆系疾病、精神原因等综合作用的结果。西医病理十二指肠液中的胆酸反流及胆盐的毒性作用使胃黏膜细胞变性，进而破坏固有腺体也符合中医胆胃不和的病机。任教授认为本病病在胆胃，与肝脾相关。情志、饮食、烦劳均可致肝失疏泄、肝胃不和，本病基本病机为胆气不升，胃气不降。胆胃同为六腑，以通降为顺。肝胆相附，共存胆汁，胆气之通靠肝之疏泄，"胆随胃降"，胆气之降赖胃气下行。若肝失常道，克伐脾胃，胃气失和，则胃之降浊功能异常，胆液当降不降，随着上逆的胃气逆流，发为本病。胆胃均属腑，其气以降为顺，以通为用，故通降作为基本大法贯穿始终。"主在胆胃，贵在通降"，以疏肝为"通"，以降胃为"降"，通降结合。任教授运用自拟方疏肝和胃汤治疗本病。本方由小柴胡汤、平胃散、枳术丸、旋覆代赭汤、乌贝散化裁而成，取得了满意疗效。任教授对胆汁反流性胃炎的认识体现在以下几个方面。

（一）疏解肝气，泄热利胆，降胃和胆

结合肝气犯胃证的中医证候表现，任教授总结数十年的临床经验，从肝、脾、胃入手，自拟疏肝和胃汤，采用疏肝健脾和胃之法，主张疏肝行气、降胃利胆，运用"通降疗法"治疗本病。肝与胆相表里，胆、胃均属腑，其气以降为顺，以通为用，故以"通降"作为基本大法贯穿本病治疗始终。任教授强调"肝胃同治"，"治肝可以安胃"，把疏肝理气、降胃利胆紧密结合。但通寓于降，降不离通，通降结合，以达到疏

肝气、健脾气、降胃气的目的，肝气得疏，脾气得健，胃气亦降，则胆气自降，肝升胃降之生理功能得以恢复，从而通过抗炎止痛、增强免疫力、抵抗胃黏膜损伤、刺激胃肠蠕动等多环节发挥有效的治疗作用。小柴胡汤为伤寒经方，其可和解少阳，另有和胃降逆、扶正祛邪的功效。平胃散因其既能化湿健脾，又能行气和胃，所以自古多用于湿滞脾胃之证。方中柴胡疏达少阳、疏肝解郁；半夏开结化痰、消痞降逆，逐出外邪；黄芩可泻中焦郁热；党参补脾阳，恢复脾胃正常生理功能，帮助和降上逆之胆邪；平胃散方中把苍术换为温燥不太甚的白术，但不影响其健脾化湿的功效；厚朴可以行气助除湿邪；陈皮理气化滞。

（二）健运脾胃，平肝降逆，苦辛通降

任教授总结数十年治疗本病的经验，指出本病临床多兼夹寒热错杂症状，按照中焦疾病，以平为期的原则，临证处方时，除了健运脾胃、平肝降逆外，常配合"苦辛通降"治法。辛能散能行，能开能达，故而行散滞气，开达气机；苦能通能降，能清能泄，且能燥能坚，故而泄降气逆、清热燥湿。辛以散之升之，苦以泄之降之，苦辛并用以顺其升降，则中焦气机升降复常，清阳得升，浊阴得降，从而达到清气常升、阴气常降的机体状态。旋覆代赭汤方中旋覆花（包煎）苦辛以降气化痰，利气下行；代赭石（先煎）苦寒重坠入肝，平肝降逆，下气降痰，平肝胃之气。两药宣降相宜，共奏降气平逆消痞之功。枳术丸功效在于健补脾胃、行气、消食积及湿滞。白术性

温，可温养中脏，去脾胃两脏之湿气，同时可强健脾胃，促进进食。枳实一可下气，化痰止喘；二可通气，以止痛；三可利气，以除后重。乌贝散方中乌贼骨味咸涩，所含碳酸钙能中和胃酸，配合浙贝母软坚散结、制酸止痛。

（三）病证结合，三因制宜，临证加减

任教授认为治疗BRG应以西医辨病结合中医辨证，辨病准确，即可投以疏肝和胃汤。在应用疏肝和胃汤的基础上，常用的加减有：胃脘嘈杂、呕吐、口苦者加黄连、吴茱萸，吐酸甚者加瓦楞子，胁痛甚及背者加川楝子、白芍，脘痛且痛处不移者加蒲黄、五灵脂，食少纳差者加鸡内金、炒神曲、炒谷芽、炒麦芽，咽喉不利者加茯苓、苏叶、生姜、木蝴蝶，口苦、胸闷加黄连、瓜蒌、郁金，表寒阳虚者加桂枝、干姜，心烦者加栀子、淡豆豉，郁闷、不寐者加合欢皮、夜交藤，口黏、乏味、无食欲者加藿香、紫苏梗、佩兰等。

综上所述，近年来随着人们生活节奏加快以及饮食结构的变化，胆汁反流性胃炎的发病呈逐步增长的趋势，给人们的生活带来极大的困扰。临床上对此类疾病主要是对症治疗，并没有特异性药物，从而致使该病常反复发作，迁延不愈，严重影响了患者的生活质量。任教授以"通降疗法"治疗本病，"通"体现在两方面，一是通腑气，二是疏通肝气；"降"体现在三方面，一是降胃气，二是辛开苦降，三是下利胆气。但通寓于降，降不离通。通降结合，使脾能升清，胃复降浊，清升浊降，减少反流的发生。

四、典型病案

病案一

耿某，女，67岁，2017年4月7日初诊。

主诉：反复发作性胃脘胀痛两月余。

现病史：患者两月前出现胃脘部胀痛，伴嗳气、反酸、纳呆，大便4~5日一行，便质稍干。舌质淡红，苔薄白，脉弦。胃镜下见胃黏膜充血、质脆，黄色胃液潴留，可见胃逆蠕动现象，提示胆汁反流性胃炎。

西医诊断：胆汁反流性胃炎。

中医诊断：胃痛。

证型：肝郁犯胃，胃气上逆。

治则：疏肝理气，和胃降逆。

方剂：以自拟方疏肝和胃汤化裁。

药物组成：柴胡9g，黄芩9g，姜半夏9g，党参10g，厚朴10g，陈皮10g，生白术20g，枳实10g，旋覆花（包煎）15g，代赭石（先煎）20g，海螵蛸20g，浙贝母10g，大黄3g。7剂，水煎服。

二诊：胃脘胀痛已除，偶有嗳气、反酸，纳可，咽部异物感，初诊方加木蝴蝶，连服4周，诸症消失。复查胃镜未见明显胆汁反流，未见胃逆蠕动。

按语：患者主因"反复发作性胃脘胀痛两月余"就诊，属中医"胃痛"范畴。患者病程较长，肝郁气滞，横逆犯胃，则胃脘胀痛；胃失和降，气机上逆，故嗳气；胆胃气火内郁，腑气不通可见反酸、纳呆，大便不畅，便质稍干；舌质淡红、苔薄白、脉弦提示肝胃不和，证属肝郁犯胃、胃气上逆。方中柴胡苦寒，和解少阳，疏肝利胆；半夏开结降逆，和胃消痞；黄芩苦寒降气，以泻热消痞，又可一定程度上抑制幽门螺杆菌；党参补益脾胃，复其升降之职；与平胃散合用，降肝胆之逆，除胃中之滞；生白术苦甘补脾去湿，具有双向调节肠管的作用，对肠管抑制起兴奋作用；枳实苦温，消积通便，可兴奋胃肠平滑肌，促进排空，一补一消，使脾能升清，胃能降浊，通腑降浊，减少胆汁反流；乌贝散制酸止痛；旋覆花（包煎）、代赭石（先煎）平肝降逆化痰。诸药合用，疏通与降逆同用，使肝气得疏、胆气得升、胃气得降。

病案二

刘某，女，49岁，2019年4月11日初诊。

主诉：反复发作性胃脘部疼痛伴灼热感半年余。

现病史：患者半年前出现胃脘部疼痛，伴有灼热感，伴嗳气、反酸、烧心，纳差，小便正常，大便干，2~3日一行，眠可。舌质淡红，苔薄黄，脉弦。曾行电子胃镜示：胆汁反流性胃炎。

西医诊断：胆汁反流性胃炎。

中医诊断：胃痛。

证型：肝胃不和，胃气上逆。

治则：疏肝理气，利胆和胃。

方剂：自拟方疏肝和胃汤加减。

药物组成：柴胡10g，姜半夏9g，黄芩9g，党参12g，厚朴10g，枳实10，陈皮10g，生白术30g，旋覆花（包煎）15g，代赭石（先煎）20g，海螵蛸20g，瓦楞子30g，乌贼骨15g，浙贝母10g，焦神曲15g，炒谷芽15g，炒麦芽15g，大黄3g。7剂，水煎服，日1剂，早晚分服。

二诊：胃脘疼痛减轻，无烧灼感，偶有嗳气，纳可，大便略干，前方加瓜蒌15g。7剂，日1剂。随访效佳。

按语：患者主因"反复发作性胃脘部疼痛伴灼热感半年余"就诊，西医诊断为胆汁反流性胃炎，中医诊断为"胃痛"。肝郁气滞，克伐脾胃，胃气失和，则胃之降浊功能异常，胆液当降不降，随着上逆之胃气逆流，发为本病。方中用小柴胡汤疏肝利胆，且有抗炎、调节胃肠功能的作用，用平胃散健脾化浊和胃，增强胃排空功能。乌贝散抑酸和胃，保护胃黏膜，旋覆代赭汤降逆下气。疏肝而不忘和胃，使得肝气得疏，胃气得降，胃痛则除。

病案三

张某，男，56岁，2019年1月3日初诊。

主诉：间断上腹部胀满1年余，加重1周。

现病史：患者自诉1年前因家中琐事生气后出现上腹部胀满不适，伴有胁肋部疼痛，嗳气，偶有反酸、烧心，曾行电子胃镜示胆汁反流性胃炎。1周前生气后上述症状加重，刻下见：上腹部胀满，嗳气，反酸，烧心，纳食一般，大便偏干，1~2天一行，小便正常，眠可。舌质淡红，苔薄黄，脉弦。

西医诊断：胆汁反流性胃炎。

中医诊断：痞满。

证型：肝胃不和。

治则：疏肝和胃。

方剂：自拟方疏肝和胃汤加减。

药物组成：柴胡9g，黄芩9g，姜半夏9g，党参12g，厚朴10g，陈皮10g，旋覆花（包煎）15g，代赭石（先煎）20g，海螵蛸20g，大黄3g，炒谷芽15g，炒麦芽15g，生姜3g，大黄3g。7剂，水煎服，日1剂，早晚分服。

二诊：服药后诸症减轻，大便正常，1次/日，质中，纳可，初诊方去大黄，7剂，水煎服。

三诊：诸症消失，效不更方。随访效佳。

按语：患者主因"间断上腹部胀满1年余，加重1周"就诊，属中医"痞满"范畴。患者因家中琐事生气起病，情绪抑郁，气机郁滞，肝气横逆犯胃，中焦气机阻滞，则上腹部胀满；胃失和降，气机上逆，故嗳气；胆火内郁，腑气不通可见反酸、纳呆、大便干。结合病因、症状、舌脉可辨证为肝胃不和证。方中用小柴胡汤疏肝利胆，旋覆代赭汤降胃气，平胃散健脾和胃，加大黄通腑气，加炒二芽消食健胃。诸药共用，将"通降之法"体现得淋漓尽致，既通腑气，又疏肝气；还可以降胃气，通寓于降，降不离通。通降结合，使脾能升清，胃复降浊，清升浊降，减少反流的发生。

/ 慢性萎缩性胃炎 /

一、现代研究

（一）概念

慢性萎缩性胃炎（CAG）是一种多致病因素性疾病及癌前病变，以胃黏膜上皮和腺体萎缩、数目减少、胃黏膜变薄、黏膜基层增厚，或伴幽门腺化生和肠腺化生，或有不典型增生为特征的慢性消化系统疾病。

（二）病因

1.幽门螺杆菌（Hp）感染

在60%~90%的慢性胃炎患者的胃黏膜中可培养出Hp。

2.各种原因致胃黏膜损伤

吸烟、饮酒、食物刺激、损坏胃黏膜的药物等。

3.自身免疫反应

自身免疫反应是慢性萎缩性胃炎的病因之一，在患者的血液、胃液或在萎缩黏膜的浆细胞内，常可找到壁细胞抗体或内因子抗体，部分萎缩性胃炎患者体外淋巴细胞转化试验和白细胞移动抑制试验有异常。

4.胆汁或十二指肠液反流

由于幽门括约肌功能失调或胃空肠吻合术后，胆汁或十二指肠液可反流至胃内，并破坏胃黏膜屏障，促使胃蛋白酶反散至黏膜内引起一系列病理变化，从而导致慢性浅表性胃炎，并可发展为慢性萎缩性胃炎。

5.体质因素

临床统计结果显示本病的发生与年龄呈显著的正相关。年龄愈大，胃黏膜机能"抵抗力"也愈差，容易受外界不利因素的影响而造成损伤。

6.遗传因素

在A型萎缩性胃炎发病中的地位已被证实，在恶性贫血家庭成员中PCA、IFA阳性率高，萎缩性胃炎常见。

7.金属接触

铅作业工作者胃溃疡发病率高，胃黏膜活组织检查发现萎缩性胃炎的概率也增高。除铅外，很多重金属如汞、铜及锌等对胃黏膜都有一定的损伤作用。

8.放射

放射治疗溃疡病或其他肿瘤，可使胃黏膜损伤甚至萎缩。

9.缺铁性贫血

很多事实说明缺铁性贫血与萎缩性胃炎关系密切。贫血引起胃炎的机理尚不明了。有些学者认为胃炎是原发病，因为胃炎胃酸低致铁不能吸收，或因胃出血以致形成贫血；另一种意见认为是先有贫血，因为身体内铁缺乏使胃黏膜更新率受影响而容易发生炎症。

10.其他

如饮食不当、长期嗜烟酒、滥用药物、上呼吸道慢性炎症、中枢神经功能失调，使胃黏膜受损，以及胃大部切除术后，分泌胃泌素的胃窦区被切除，致使胃黏膜营养障碍等，均易导致胃黏膜受损而发生萎缩、炎症变化。慢性浅表性胃炎的继续等。

（三）发病机制

引起慢性萎缩性胃炎的病因和发病机制目前尚不能分清楚，一般认为在免疫因素、胆汁反流、生物因素、药物因素，以及急性胃炎、口腔和鼻咽感染等的影响下，引起胃黏膜慢性炎症，使胃黏膜反复受到损害，久而招致胃分泌腺体萎缩，胃黏膜变色、变薄、血管显露，胃酸分泌减少，消化功能减弱，胃蠕动功能失调等，从而形成慢性萎缩性胃炎。

（四）临床表现

大多数患者在饭后会出现严重的上腹部灼痛、胀痛、钝痛或胀满、痞闷，而且患者多有食欲不振、恶心、嗳气、便秘或腹泻等症状。严重者可有消瘦、贫血、脆甲、舌炎或舌乳头萎缩，少数胃黏膜糜烂者可伴有上消化道出血。其中A型萎缩性胃炎并发恶性贫血在中国少见。本病无特异体征，上腹部可有轻度压痛。

1.胃脘部胀满

在慢性萎缩性胃炎中，胃脘部胀满不适较为多见，有的患者感觉胃部痞闷或胃脘有堵塞感，甚至腹部、胁肋部、胸部也感到胀满，嗳气频频。

2.胃脘部疼痛

胃脘部疼痛可以单独出现，但多数情况下与胃脘部胀满同时出现。疼痛呈胀痛、隐痛、钝痛，急性发作时也可出现剧痛或绞痛。疼痛部位一般在胃脘部，少数可出现在胁肋部、腹部、背部或胸部，胃脘部有局限的压痛或深压不适感。有的患者仅感胃脘部不适。

3.烧心及消化不良症状

患者自觉胃脘部灼热或有嘈杂不适感。常常出现食欲减退，甚至无食欲，或虽有食欲但进食后感胃脘胀满不适或消化不良。

4.大便异常及虚弱症状

大便以秘结多见，常数日1次，少数患者可表现为便溏。病程较久者可出现消瘦、疲乏无力、精神萎靡等虚弱的症状。

5.贫血

可为缺铁性贫血或巨幼红细胞性贫血，前者因长期营养不良、铁剂补充不足所致，后者由内因子缺乏致维生素B_{12}减少所致。一般为轻、中度贫血，表现为头晕、乏力，眼结膜色淡，面色萎黄，甲床色淡或苍白等。

6.胃部黏膜表现

早期慢性萎缩性胃炎患者胃黏膜红白相间或以白为主，可呈现局限性的斑块状分布，萎缩黏膜脆性增加，容易出血，可伴有糜烂病灶的表现。

二、中医认识

（一）病因病机

慢性萎缩性胃炎系胃黏膜上皮受损，固有腺体减少，出现纤维替代、肠腺化生、假幽门腺化生等特征的胃炎。但中医学中并无慢性萎缩性胃炎这一疾病，依据其临床表现，可归属于中医的"胃痛""痞满""嘈杂"等范畴。本病病因复杂，发病多与禀赋不足、饮食不节、情志失调、外邪内侵、劳倦过度等因素相关，上述诸因导致脾失健运、胃失和降，水谷不化，气机不畅，从而产生食积、气滞、湿阻、血瘀等病理产物，反之这些病理产物又可加重脾胃运化升降功能障碍。本病因脾胃运纳失司，气血生化乏源，血不足，则胃络失养；气不足，无力行血，则致胃络瘀阻；脾胃气虚，正气不足，防御功能下降，导致胃更易感受病邪，无力祛邪，致使病邪久伏，导致病情加重或迁延，日久生变。

（二）辨证分型

1.肝胃不和证

证见胃脘胸胁胀闷或胀痛，情志抑郁或烦躁易怒，嗳气，呃逆，苔薄白或薄黄，脉弦。治法：疏肝理气和胃。

2.脾胃虚弱证

证见胃脘胀闷或疼痛，嗳气，呃逆，食欲不振，精神不振，身倦乏力，气短懒言，苔薄白或白腻，脉弦缓或虚弦。治法：健脾理气和胃。

3.胃阴亏损证

证见胃脘胀闷、疼痛，嗳气，呃逆，口干，饥不欲食，大便干结，舌质红，少苔或中有裂纹，脉弦细数。治法：养阴理气和胃。

4.气滞血瘀证

证见胃脘胀闷、疼痛，痛势较剧，痛有定处，拒按，舌紫暗或有瘀点，苔薄润，脉弦涩。治法：健脾理气活血。

5.郁热证

证见胃脘胀痛，嗳气，呃逆，嘈杂，口干口苦，大便秘结，烦躁易怒，舌红苔黄，脉弦数。治法：清热理气和胃。

三、治疗慢性萎缩性胃炎的个人临床经验总结

慢性萎缩性胃炎是消化系统常见病，上腹部不适、饱胀、疼痛是主要临床表现，其属慢性病，治疗时间长，症状缓解慢，易迁延不愈，病理逆转困难，因此，在临证中需要在胃镜与病理检验的基础上，坚持治疗足够的疗程才能获得预期效果。

慢性萎缩性胃炎的发生多与饮食、情志、湿邪有关。慢性萎缩性胃炎以脾胃气虚为本，湿气干胃为标，在扶正祛邪的基础上，任教授确立了健脾化湿、理气和胃、活血祛瘀三位一体的治疗方式，采用柴平汤加减治疗本病，疗效确切。

任教授认为，慢性萎缩性胃炎病位在胃，与肝、脾的功能失调有关。肝属木，为刚脏，喜条达，主疏泄；脾属土，喜温燥，主运化；胃亦为土，喜濡润，主受纳。肝与脾胃之间，存

在木土相克、相侮的生理病理关系。故脾胃虚弱，运化失职，导致湿邪内生，并常兼有气滞、血瘀、热郁、痰湿、食积等病理因素，由本虚而致标实，故慢性萎缩性胃炎病机为本虚标实。任教授对于慢性萎缩性胃炎治疗的见解如下：

（一）健脾化湿，养阴益胃，固本之法

脾胃同居中焦，互为表里，为后天之本，故五脏六腑、四肢百骸皆赖以所养。慢性萎缩性胃炎为本虚标实之证，可分为脾胃虚弱证和胃阴不足证。慢性萎缩性胃炎多在脾胃虚弱的基础上发病，虚证贯穿全程。因而，任教授在治疗慢性萎缩性胃炎时，在柴平汤基础上，针对患者出现食后饱胀、口淡乏力、舌淡、脉弱等症，辨证为脾胃虚弱证，方中重用党参、黄芪、炒白术等以健脾益气；针对患者出现胃脘灼痛、口干欲饮、舌红、脉细等症，辨证为胃阴不足证，方中常以太子参、沙参、麦冬等以益气养阴。

（二）调和肝胃，理气通降，通用之法

脾属土，肝木疏土，助其运化，脾土营木，利其疏泄。若肝疏泄不及，土失木疏，气壅而滞；若肝疏泄太过，横逆脾胃，则肝胃不和。任教授认为"治肝可以安胃"，故在疏肝和敛肝的基础上，理气通降，以通为用，以降为顺，故胃腑实者，降胃气以通腑气。所以，若患者出现咽部似有物阻、咳之不出，吞咽不下等症，辨证为疏泄不及证，方中常加茯苓、紫苏梗、木蝴蝶以行气开郁，降逆化痰；若患者出现胃脘胀痛，痛连两胁，情志不畅则痛甚，口苦，舌红苔黄，脉弦数等症，

辨证为疏泄太过证，方中重用旋覆花（包煎）、代赭石（先煎）以和胃降逆；或加郁金、预知子、川楝子以疏肝泄热、理气和胃。

（三）活血通络，祛瘀生新，变通之法

"气为血之帅，血为气之母"，气行则血行，气滞则血瘀。胃病初起在气，气滞日久则血行不畅，以致胃络瘀阻。慢性萎缩性胃炎病程长，临证可见胃部疼痛固定，舌质紫暗或有瘀斑，脉涩。胃镜可见胃黏膜息肉或结节，病理活检示胃黏膜中重度萎缩，伴肠化生，上皮内瘤变即为胃络瘀阻的表现。故任教授临证中常用三七、丹参、莪术等以化瘀止血，活血定痛。现代药理学发现三七不但具有良好的止血、活血双向调节作用，还有明显的补血效果，能促进各类血细胞分裂增长。

（四）病证结合，相得益彰

随着现代医疗技术的发展，对病情的认识有所深入，任教授认为在慢性胃炎患者中，有报警症状者（如胃癌高发人群、高发区或者有家族史患者），一定要定期进行胃镜检查，结合患者体质灵活施治。

柴平汤首见于《景岳全书》，为小柴胡汤与平胃散合方而成，药物组成为：柴胡、半夏、党参、黄芩、苍术、厚朴、陈皮、炙甘草。本方原主治"脉濡湿症，一身尽痛，手足沉重寒多热少"。任教授认为饮食、情志、湿邪是慢性萎缩性胃炎发病过程中的三大主要因素，而柴平汤恰如其分地针对这三大致病因素进行了治疗。小柴胡汤疏肝利胆、调畅情志，平胃散化

湿和胃消食，湿去食消则脾胃自健，情志舒畅则病无反复。

四、典型病案

病案一

郭某，女，50岁，2017年10月10日初诊。

主诉：间断烧心、反酸20余年，加重10天。

现病史：患者20多年前出现间断胃脘胀满，食后益甚，烧心，反酸，伴嗳气频多，得嗳可舒，10天前饮食不慎后上述症状加重，伴纳差，大便偏干，两日一行，舌淡，舌质稍红，苔薄黄少津，脉弦滑。

辅助检查：胃镜与病理检查示中度慢性萎缩性胃炎伴结节。

西医诊断：慢性萎缩性胃炎伴结节。

中医诊断：痞满。

证型：肝胃郁热。

治则：疏肝泄热，和胃消痞。

方剂：小柴胡汤合旋覆代赭汤加减。

药物组成：藿香12g，紫苏梗10g，柴胡9g，黄芩9g，黄连6g，姜半夏9g，党参10g，厚朴10g，陈皮10g，吴茱萸3g，旋覆花（包煎）12g，代赭石（先煎）15g，乌贼骨20g，煅瓦楞20g，神曲20g，炒二芽各20g，火麻仁30g，大黄6g，丹参20g，莪术6g。7剂，水煎服，日1剂，早晚温服。嘱患者清淡易消化饮食，调节情志。

二诊：烧心、反酸减轻，食欲转佳，大便日1次，质可，舌淡，苔薄黄，脉弦滑，继服原方14剂。

三诊：诸症缓解，患者自觉稍有心烦，大便偏干，初诊方去吴茱萸，加淡竹叶10g、生白术30g、枳实9g、焦槟榔6g，予初诊方7剂症状基本缓解，守原方治疗半年后复查胃镜与病理检查示轻度慢性萎缩性胃炎（静止期）。

按语：该患者间断烧心、反酸20余年，经相关治疗症状缓解不明显，西医诊断为慢性萎缩性胃炎，属于中医学"痞满"范畴，辨证属肝胃郁热。患者平素性情急躁，肝气不舒，横逆脾胃，则肝胃不和，日久化热，则肝胃郁热。则见大便偏干，舌质稍红，苔薄黄少津。藿香、紫苏梗清热化湿醒脾，黄芩、黄连、大黄清泄湿热透邪，旋覆花（包煎）、代赭石（先煎）、姜半夏降逆和胃，乌贼骨抑酸和胃。

病案二

梁某，男，60岁，2018年5月10日初诊。

主诉：胃胀两月余。

现病史：患者自述两月前无明显诱因出现胃脘部胀满，早饱，伴嗳气，饭后甚，纳可，二便调。舌脉：舌淡，苔黄厚腻（灰褐），脉沉弦。辅助检查：胃镜示慢性萎缩性胃炎。HP（－）。

西医诊断：慢性萎缩性胃炎。

中医诊断：痞满。

证型：肝胃郁热。

治则：疏肝泄热，和胃消痞。

方剂：小柴胡汤加减。

药物组成：藿香12g，紫苏梗10g，柴胡9g，黄芩9g，黄连10g，姜半夏9g，党参9g，厚朴10g，陈皮10g，淡竹叶10g，薏苡仁20g，大黄5g，滑石9g，旋覆花（包煎）15g，神曲30g，炒麦芽30g，炒谷芽30g。7剂，水煎服，日1剂，早晚分服。

二诊：症减，苔黄厚腻。初诊方加黄连至12g、大黄至8g，加白术30g、枳实10g，7剂。

三诊：症减，苔退出前1/3，后2/3仍黄厚腻。二诊方加黄柏9g，14剂。

四诊：症减，三诊方加荷叶10g、栀子9g，14剂。

五诊：症减，苔黄褐色，厚腻。四诊方加黄连至15g、大黄至9g，7剂。

六诊：胃闷，余（-），苔根部黄腻，脉沉。照五诊方，14剂。

七诊：胃脘隐痛，下午腹胀，纳可，大便可，舌淡，苔白。7月4日于本院复查胃镜示：局灶性轻度萎缩性胃炎伴肠化。藿香12g，紫苏梗10g，柴胡9g，黄芩9g，黄连9g，姜半夏9g，厚朴10g，陈皮10g，白术30g，枳实10g，大黄3g，神曲20g，炒麦芽20g，炒谷芽20g，丹参20g，莪术6g，三棱6g。7剂。

八诊：七诊方加黄柏10g、淡竹叶10g、荷叶10g、焦槟榔6g，7剂。

按语：本案患者以胃胀为主要症状前来就诊，属中医"痞满"范畴，辨为肝胃郁热证。西医诊断为慢性萎缩性胃炎。任教授认为慢性萎缩性胃炎病位在胃，与肝、脾的功能失调有关。肝属木，为刚脏，喜条达，主疏泄；脾属土，喜温燥，主运化；胃亦为土，喜濡润，主受纳。肝与脾胃之间，存在木土相克、相侮的病理关系。该患者平素饮食不节，日久脾胃功能受损，加之情志不遂，肝气不疏，横逆脾胃，则肝胃不和，日久化热，而致肝胃郁热。故可见嗳气频，苔黄厚腻。进食后脾虚更甚，故见进食后胃脘部胀满明显。"治肝可以安胃""六腑以通为用"，故在疏肝和敛肝的基础上，理气通降，以通为用，以降为顺，降胃气以通腑气。方中柴胡辛散苦降，疏肝解郁；黄芩、黄连苦寒以泄热开痞。诸药相互配合，一散一清，更有清热透邪，调畅少阳气机之效。姜半夏性味辛温，和胃降逆，消痞散结；党参益气和中，扶正祛邪；厚朴、陈皮燥湿健脾，行气宽中；藿香、紫苏梗清热化湿，芳香醒脾；淡竹叶、滑石、薏苡仁清热祛湿；旋覆花（包煎）、大黄通降胃气；神曲、炒麦芽、炒谷芽健脾消食。全方寒温并用，正邪兼顾，肝脾胃同调，共奏健脾疏肝、清热利湿、和中消痞之效。二诊时患者症状缓解，舌苔仍黄厚腻，效不更方，加大黄连、大黄用量，再加白术、枳实，以加强清热燥湿、降气通腑之力。三诊时患者前1/3舌苔好转，黄厚腻在后2/3，故加黄柏以清下焦湿热。

病案三

李某，女，56岁，2019年6月17日初诊。

主诉：上腹部疼痛1周。

现病史：患者1周前出现上腹部疼痛，烧心，恶心，胸闷，纳食少，大便干，2~3日一行。舌淡，苔薄白，稍黄腻，脉沉弦。辅助检查：胃镜示慢性萎缩性胃炎。

西医诊断：慢性萎缩性胃炎。

中医诊断：痞满。

证型：脾虚湿阻气滞。

治则：健脾祛湿，疏肝理气。

方剂：柴平汤加减。

药物组成：藿香12g，佩兰10g，柴胡9g，黄芩9g，黄连6g，姜半夏9g，党参10g，厚朴10g，陈皮10g，白术30g，枳实10g，旋覆花（包煎）15g，代赭石（先煎）20g，海螵蛸20g，神曲30g，炒麦芽30g，炒谷芽30g，生姜3g。7剂。

二诊：苔黄厚。初诊方加黄连至10g，加大黄4g、竹茹10g，7剂。

三诊：苔薄黄腻，心悸，便干。二诊方加黄连至12g、大黄至9g，7剂。

四诊：症减，三诊方加旋覆花（包煎）至20g，7剂。

五诊：诸症减，仍处以四诊方，7剂。

六诊：症缓解，心悸，苔薄黄。五诊方加龙骨20g、牡蛎20g、蒲公英15g，7剂。

七诊：诸症缓解，胃胀。减黄连至9g、大黄至3g。

八诊：症减，胃镜示胃黄色素瘤，慢性浅表性胃炎。病理示：（胃窦）黏膜慢性炎，少许腺体伴肠上皮化生。七诊方加丹参15g、莪术6g，14剂。

按语：本案患者以胃脘疼痛、烧心、恶心为主要症状来诊，西医诊断为慢性萎缩性胃炎，属于中医学"胃痛"范畴，辨证属脾虚湿阻气滞。任教授认为，本病的发生多与饮食、情志、湿邪有关，多以脾胃气虚为本，湿气干胃为标，患者平素饮食不节，脾虚日久，运化失常，气滞不通，不通则痛，故胃脘部疼痛；湿邪困脾，脾胃纳运失司，故见胸闷、恶心；湿阻气滞，脾不布津，故大便干。方以柴平汤加减，方中柴胡疏肝利胆，姜半夏降逆止呕，党参、白术以健脾益气，藿香、佩兰清热化湿醒脾，黄芩、黄连清泄湿热透邪，厚朴、陈皮健脾行气祛湿，枳实、旋覆花（包煎）、代赭石（先煎）和胃降逆，海螵蛸制酸止痛，神曲、炒麦芽、炒谷芽健脾消食；少佐生姜温胃行气，防止全方过于寒凉。诸药合用，湿去食消则脾胃自健，脾升胃降，气机通畅则胃痛自止。

/ 柴平汤治疗功能性消化不良经验 /

一、现代研究

（一）概念

功能性消化不良（FD）是指胃和十二指肠的消化功能障碍，以上腹痛、反酸、恶心、腹胀、早饱等为临床表现的症候群，持续或反复发作，并排除可解释该症状的其他相关疾病。FD依据罗马Ⅳ标准可分为两个亚型：上腹痛综合征（EPS）和餐后不适综合征（PDS）。其中，以早饱和（或）餐后饱胀不适为主症的属餐后不适综合征，两个亚型可以重叠。

（二）病因

①胃肠动力障碍：包括胃排空延迟、胃十二指肠运动协调失常。②内脏感觉过敏：FD病人胃的感觉容量明显低于正常人。内脏感觉过敏可能与外周感受器、传入神经、中枢神经系统的调节异常有关，即脑—肠轴的功能异常。③胃对食物的容受性舒张功能下降：胃容受性由进餐诱发的迷走—迷走反射调控，并由胃壁的氮能神经的活动介导。胃容受性受损主要表现在胃内食物分布异常、近端胃储存能力下降、胃窦部存留食糜。这一改变常见于有早饱症状的病人。④部分FD病人的临床

症状酷似消化道溃疡，而且使用抑酸药物可取得较好的疗效。⑤幽门螺杆菌感染：尚无法确定幽门螺杆菌是否在FD的发病中发挥作用。⑥精神和社会因素：调查表明，FD病人存在个性异常，焦虑、抑郁积分显著高于正常人和十二指肠溃疡组。在FD病人生活中（特别是童年期），应激事件的发生频率高于正常人和十二指肠溃疡病人，但精神因素的确切致病机制尚未阐明。欧美国家的流行病学调查表明，普通人群中有消化不良症状者占19%～41%，而我国的调查资料显示，FD占胃肠病专科门诊病人的50%左右。

（三）临床表现

主要症状包括餐后饱胀、早饱感、中上腹胀痛、中上腹灼热感、嗳气、食欲缺乏、恶心等。常以某一个或某一组症状为主，在病程中症状也可发生变化。起病多缓慢，呈持续性或反复发作，许多病人有饮食、精神等诱发因素。中上腹痛为常见症状，常与进食有关，表现为餐后痛，亦可无规律性，部分病人表现为中上腹有灼热感。餐后饱胀和早饱常与进食密切相关。餐后饱胀是指正常餐量即出现饱胀感；早饱是指有饥饿感，但进食后不久即有饱感。不少病人同时伴有失眠、焦虑、抑郁、头痛、注意力不集中等精神症状。

（四）诊断程序

在全面病史采集和体格检查的基础上，应先判断病人有无下列提示器质性疾病的"报警症状和体征"：45岁以上，近期出现消化不良症状；有消瘦、贫血、呕血、黑粪、吞咽困难、腹部肿块、黄疸等；消化不良症状呈进行性加重。对有"报警症状和体征"者，必须进行全面检查直至找到病因。对年龄在45岁以下且无"报警症状和体征"者，可选择基本的实验室检查和胃镜检查。亦可先予经验性治疗2～4周观察疗效，对诊断可疑或治疗无效者有针对性地选择进一步检查。

（五）诊断标准

根据罗马Ⅳ标准，符合以下标准即可诊断为FD。存在以下1项或多项：①餐后饱胀不适、早饱、中上腹痛、中上腹有烧灼感；②呈持续或反复发作的慢性过程（症状出现至少6个月，近3个月症状符合以上诊断标准）；③排除可解释症状的器质性疾病（包括胃镜检查）。

（六）西医治疗

1.一般治疗

帮助病人认识和理解病情，建立良好的生活和饮食习惯，避免抽烟、饮酒及服用非甾体抗炎药。避免食用可能诱发症状的食物。注意根据病人不同特点进行心理治疗。生活要规律，保证充足的睡眠，保持良好的心态，适当参加运动和力所能及的体力活动。

2.药物治疗

目前尚无特效药物，主要是经验性治疗。

（1）适度抑制胃酸

适用于以上腹痛、灼热感为主要症状的病人，可选择H_2受体拮抗剂或质子泵抑制剂。这类药物起效快，对酸相关的症状如反酸、恶心、易饥饿等有一定的缓解作用。可根据病人症状按需治疗，不宜长期使用消化性溃疡治疗的标准剂量。

（2）促胃肠动力药

促胃肠动力药物疗效显著优于安慰剂，一般适用于以餐后饱胀、早饱为主要症状的病人，且不良反应低。多潘立酮（每次10mg，3次／日）、莫沙必利（每次5mg，3次／日）或伊托必利（每次50mg，3次／日）均可选用。对疗效不佳者，可联合使用抑酸药。

（3）助消化药

消化酶制剂可作为治疗消化不良的辅助用药，改善与进餐相关的上腹胀、食欲差等症状。

（4）抗抑郁药

上述治疗疗效欠佳而伴随精神症状明显者可试用。常用的有三环类抗抑郁药（如阿米替林）、选择性抑制5-羟色胺再摄取的抗抑郁药（如帕罗西汀）等，宜从小剂量开始，注意药物的不良反应。此类药物起效慢，应向病人耐心解释，提高病人依从性，以免病人对药物疗效产生怀疑而影响效果。

预后：FD的症状可以反复、间断性发作，一般认为社会心理负担越重、疑病者，症状越不容易消失。

二、中医认识

（一）病因病机

中医根据PDS以胸脘痞塞满闷不舒、按之柔软、压之不痛、视之无胀大之形为主要临床表现的特点，将其归属于"痞满"范畴。功能性消化不良病位在胃，与肝、脾关系密切。脾虚气滞、胃失和降为基本病机，贯穿于疾病始终。病理表现多为本虚标实，虚实夹杂，以脾虚为本，以气滞、血瘀、食积、痰湿等邪实为标。引起本病常见的病因有：

外邪内陷：外邪侵袭肌表，治疗不得其法，滥施攻里泻下，使脾胃受损，外邪乘虚内陷入里，结于胃脘，阻塞中焦气机，升降失司，胃气壅塞，遂成痞满。如《伤寒论》所云："脉浮而紧，而复下之，紧反入里，则作痞，按之自濡，但气痞耳。"

食滞难化：食滞中阻或暴饮暴食，或恣食生冷粗硬，或偏嗜肥甘厚味，或嗜浓茶烈酒及辛辣过烫饮食，损伤脾胃，以致食谷不化，阻滞胃脘，升降失司，胃气壅塞，而成痞满。如《类证治裁·痞满》云："饮食寒凉，伤胃致痞者，温中化滞。"

情志失调：多思则气结，暴怒则气逆，悲忧则气郁，惊恐则气乱等，造成气机逆乱，升降失职，形成痞满。其中尤以肝郁气滞，横犯脾胃，致胃气阻滞而成之痞满多见。即如《景岳全书·痞满》所谓："怒气暴伤，肝气未平而痞。"

痰气壅塞：痰湿阻滞，脾胃失健，水湿不化，酿生痰浊，痰气交阻于胃脘，则升降失司，胃气壅塞，而成痞满。如《兰室秘藏·中满腹胀》曰："脾湿有余，腹满食不化。"

脾胃虚弱：素体脾胃虚弱，中气不足，或饥饱不匀，饮食不节，或久病损及脾胃，纳运失职，升降失调，胃气壅塞，而生痞满。此正如《兰室秘藏·中满腹胀》所论述的因虚生痞满："或多食寒凉，及脾胃久虚之人，胃中寒则胀满，或脏寒生满病。"

（二）辨证论治

痞满的治疗原则是调理脾胃，理气消痞。实者分别施以泻热、消食、化痰、理气，虚者则重在补益脾胃。对于虚实并见之候，治疗宜攻补兼施，补消并用。治疗中应注意理气不可过用香燥，以免耗津伤液，对于虚证，尤当慎重。根据《痞满中医临床实践指南（2018）》，本病按以下7型治疗：

1.肝胃不和证

治法：疏肝解郁，和胃降逆。主方：柴胡疏肝散加减。药物：柴胡、川芎、陈皮、香附、枳壳、白芍、甘草。

2.脾胃湿热证

治法：清热化湿，理气和中。主方：连朴饮加减。药物：制厚朴、黄连、石菖蒲、制半夏、淡豆豉、栀子、芦根。

3.痰湿内阻证

治法：化痰祛湿，理气和胃。主方：二陈汤加减。药物：半夏、橘红、茯苓、炙甘草、生姜、乌梅。

4.饮食积滞证

治法：消食导滞，和胃降逆。主方：保和丸加减。药物：神曲、山楂、茯苓、半夏、陈皮、连翘、莱菔子。

5.脾胃虚弱证

治法：健脾益气，温中和胃。主方：六君子汤加减。药物：陈皮、半夏、茯苓、甘草、人参、白术、大枣、生姜。

6.胃阴不足证

治法：养阴益胃，疏利气机。主方：益胃汤加减。药物：沙参、麦冬、冰糖、细生地、玉竹。

7.寒热错杂证

治法：辛开苦降，和中消痞。主方：半夏泻心汤加减。药物：半夏、黄芩、黄连、干姜、党参、炙甘草、大枣。

（三）其他疗法

针灸治疗：功能性消化不良者取中脘、足三里、内关、太冲、胃俞、天枢、脾俞、梁门。气滞血瘀者加血海，肝郁脾虚者加合谷，胃酸过多者加公孙。

三、治疗功能性消化不良的个人临床经验总结

功能性消化不良在中医学属于"痞满"范畴。任教授通过临床实践总结，认为本病病位在胃，与肝、脾有关，正常生理状态下脾升胃降，肝主疏泄，中焦气机赖肝调畅；中气旺盛，气血化生充足，脏腑得养，脾胃自健。若脾胃虚弱，则纳运失常，生化乏源，脾胃更虚；若气机紊乱，脾胃升降失常，亦致胃纳和脾运功能失调，导致本病的发生。故FD的病机为脾虚肝郁，胃失和降。任教授采用疏肝理气、健脾和胃、祛湿化滞三位一体的治疗方法，以柴平汤加减治疗本病，取得了满意疗效。柴平汤首见于《景岳全书》，由小柴胡汤合平胃散化裁而成，原方用于治疗湿疟、食疟等，表现为一身尽痛，寒多热

少，手足沉重，脉濡等。湿疟乃素多痰湿，复感外邪，痰湿困于少阳所致，病机与功能性消化不良有相通之处。任教授对功能性消化不良的认识体现在以下几个方面。

（一）疏肝理气法

脾属土，为化血之源；肝属木，藏血而体阴，主疏泄而用阳。若肝失疏泄，则中土郁，脾胃纳运失调。胃气受损，不通而痛，不降成痞，上逆生呕恶；脾气失健，纳呆倦乏，水谷不运，渐成痰湿。全身气机的调畅与肝、脾、肺、肾有关，尤与肝、脾关系密切。如《景岳全书·痞满》曰："怒气暴伤，肝气未平而痞。"《素问·六元正纪大论篇》云："木郁之发……故民病胃脘当心而痛……当生满病。"PDS的病位虽在脾胃，但病根在肝，肝和脾胃相互影响，木赖土养而条达不亢，土赖木疏而不凝滞，但疏泄太过反又克土。部分功能性消化不良患者可见脘腹胀满、隐痛，不思饮食，两胁不舒，且多在抑郁或生气后加重，舌红少苔，脉弦，也说明肝病会影响脾胃。任教授用小柴胡汤疏肝透邪、调畅情志。柴胡清少阳之邪，疏气机之郁滞；黄芩清少阳之热，柴胡配黄芩，升散中兼有清泄，两者相配，和解少阳。胆气犯胃，胃失和降，佐以半夏降逆止呕；党参益气健脾，扶正祛邪，又防邪内传；炙甘草助参扶正，调和诸药。诸药合用，使邪气得解，枢机得利，脾胃调和。

（二）健脾和胃法

脾胃同居中焦，为气机升降之枢。脾主运化，以升为健，喜燥恶湿；胃主受纳，以降为顺，喜润恶燥。正常生理状态下，胃肠一方面摄取水谷精微，再由脾、肺布散全身；另一方面，排糟粕于外。如此纳运相济，气血化生，脏腑得养。若脾失健运，胃失和降，气机升降失调，则变生痞病。《四圣心源》中云："四维之病，悉因于中气。中气者，和济水火之机，升降金木之轴……胃主降浊，脾主升清，湿则中气不运，升降反作，清阳下陷，浊阴上逆，人之衰老病死，莫不由此。"详细阐述了脾胃气机失常的病因、病机，故功能性消化不良患者常有便秘、胀满、嗳气、恶心、舌暗、苔厚腻、脉弦滑等表现。对此，任教授除运用小柴胡汤调节气机外，常用生白术、枳实健脾疏导，旋覆花（包煎）、代赭石（先煎）等降胃气；而平胃散中陈皮、厚朴则重在理气醒脾。诸药合用，共奏健脾和胃之功。

（三）祛湿化滞法

任教授认为功能性消化不良患者中医辨证分虚实，脾胃气虚运化无力，或实邪郁久化热。对于虚证，重以温补、滋润，兼以疏导；对于实证，则应祛湿化浊，消散实邪，同时顾护脾胃。无论虚实，祛湿化滞和顾护脾胃都应贯穿始终。功能性消化不良多有水谷滞于胃肠，或水谷运化不及，症状上表现为胀满、纳呆、舌淡、苔厚腻而润、脉弦滑等。任教授用平胃散和胃运脾、化湿消食。方中厚朴行气而兼祛湿，与苍术配伍，燥湿健脾，行气化湿；陈皮理气和胃，醒脾以助苍术、厚朴；甘草调和诸药。湿重时多加炒白术、炒苍术、生薏苡仁燥湿化湿，常佐少量防风以祛邪胜湿；积滞偏重时常加神曲、炒二芽，一方面护胃健脾、助消化，另一方面兼能疏肝。综合全方，重在燥湿运脾，兼行气除满，使湿浊得化，气机调畅，脾气健运，胃得和降。

（四）辨病为主，辨证相辅

任教授认为治疗功能性消化不良应以西医辨病结合中医辨证，辨病准确，即可投以柴平汤。在应用柴平汤的基础上，常用的加减有：若口苦、胸闷，加黄连、瓜蒌、郁金以泄热、行气；偏于阳虚，则加桂枝、干姜助阳通经；胁痛者，加八月札、川楝子理气止痛；烧心、反酸者，加海螵蛸、浙贝母制酸清热；便溏、苔白腻者，加木香、白蔻仁、炒薏苡仁健脾化湿；咽不利者，加紫苏梗、木蝴蝶和胃利气；心烦者，加栀子、淡豆豉清热除烦；郁闷、不寐者，加合欢皮、夜交藤解郁安神、交通心肾；口黏、乏味、无食欲者，加藿香、佩兰，重在醒脾化湿、开胃；嗳气、呕恶者，加旋覆花（包煎）、代赭石（先煎）和胃降逆。

近年来随着人们生活节奏加快及饮食结构的变化，功能性消化不良的发病呈逐步增长的趋势，给人们的生活带来极大的困扰。临床上对此类疾病的治疗方案主要是对症治疗，并没有特异性药物，从而致使本病常反复发作，迁延不愈，严重影响了患者的生活质量。运用柴平汤治疗功能性消化不良，疏肝理气旨在顺达脏腑之性，健脾和胃意在固本而不惧邪，祛湿化滞则从标祛除诱因，三法相辅而成，互济共效，使痞满得消，诸症得除。

四、典型病案

病案一

患者，女，50岁，2018年3月23日初诊。

主诉：间断胃脘部胀满两年，加重1周。

现病史：胃脘部胀满，食后加重，得温可缓，伴嗳气频多，得嗳可舒，口淡不渴，喜热食，手足不温，无恶寒发热，无腹痛。纳差，入睡困难，大便偏干，1～2日一行，无黏液、脓血、里急后重感，舌暗，舌质胖嫩兼齿痕，舌苔白厚而润，脉弦滑。

西医诊断：功能性消化不良。

中医诊断：痞满。

证型：肝郁气滞，寒湿内阻。

治则：疏肝行气，温脾化湿。

方剂：小柴胡汤合平胃散加减。

药物组成：柴胡6g，黄芩6g，姜半夏9g，党参9g，厚朴10g，陈皮10g，甘草3g，苍术9g，旋覆花（包煎）12g，神曲20g，生白术30g，枳实10g，防风6g，干姜10g，桂枝6g，合欢皮6g，夜交藤10g。3剂，水煎服，日1剂，早晚温服。嘱患者进清淡易消化饮食，禁食寒凉之物，调节情志。

二诊：胀满减轻，食欲转佳，大便日1次，质可，舌暗苔白厚，脉弦滑，继原方6剂服用。

三诊：偶有胀满，食欲可，大便日2次，质可，精神佳，舌淡苔薄白，脉缓，去生白术、枳实、合欢皮、夜交藤，加炒白术6g、藿香10g、佩兰10g，6剂。

四诊：症状稳定，均未加重，大便日1次，质可，舌淡苔薄白，脉缓，去干姜、炒白术，予6剂以巩固疗效。

按语：患者为中年女性，主因"间断胃脘部胀满两年，加重1周"就诊，根据患者症状及体征，可辨病为痞满，证属肝郁气滞，寒湿内阻。四诊合参，审证求因，患者的病机主要体现在两个方面：其一为肝郁。患者嗳气频多，得嗳则舒，兼之脉弦，可知其情志不遂，使得肝气不疏，失于疏泄，则郁中土，使得脾胃气机阻滞，滞于中焦，发为痞证，而见腹胀。其二为寒湿。脾气失于健运，脾阳不振，水谷不运，停滞而渐成痰湿，又因于患者体质而化寒成寒湿，故见舌暗有齿痕，苔白厚而润，喜热食，手足不温等。因于两种病机，故以疏肝行气、温脾化湿为治疗原则，方选小柴胡汤合平胃散加减。小柴胡汤中，柴、芩并用，解郁利枢，姜半夏降逆，参、草扶正，攻补兼施，使得上焦得通，津液得下，胃气得和。平胃散中苍、朴、陈温中、燥湿、行气，以生白术、枳实通腑而不伤脾；干姜、桂枝温里助阳；合欢皮、夜交藤使患者眠安，阴阳化生得顺；佐防风胜湿。治疗前期重在理气化滞，后期偏于温脾化湿，同时顾护脾胃贯穿始终，切中病机，使诸症得除。

病案二

王某，女，44岁，2016年5月16日初诊。

主诉：间断胃脘痛1年余。

现病史：上腹部胀痛，有灼热感，伴嗳气无力、食后不消、反酸、烧心等症状，无口干苦、恶心等症状，二便可，眠差。舌淡，苔薄稍黄，脉弦细滑。辅助检查：2019年4月3日做 C_{13} 呼气试验示Hp（－）。

西医诊断：功能性消化不良。

中医诊断：痞满。

证型：脾虚气滞。

治则：理气健脾。

方剂：小柴胡汤合平胃散加减。

药物组成：藿香12g，紫苏梗10g，柴胡6g，黄芩6g，姜半夏9g，党参10g，厚朴9g，陈皮10g，旋覆花（包煎）15g，代赭石（先煎）15g，海螵蛸20g，神曲20g，炒二芽各20g，木香10g，砂仁9g，生姜3g。7剂。

二诊：症减。初诊方加丁香3g、生白术20g、枳实10g，7剂。

三诊：诸症大减。初诊方加生白术至30g、代赭石（先煎）至20g、神曲至30g、炒二芽至各30g、生龙牡至20g，7剂。

按语：任教授认为本病多因素体本虚、饮食不节、劳倦内伤以致脾胃虚弱，运化失司，升降失调，胃气壅塞，遂成痞满；气机不畅，不通则痛，故见胀痛；胃气上逆，故见反酸、烧心。因于脾虚，而有气滞，故治当以健脾为主，兼以调畅气机，临床辨证论治时，根据脾虚与气滞之主次，调整健脾和胃药与行气导滞药的比例，常可获得满意疗效。故分析患者症状，施以柴平汤，由小柴胡汤合平胃散加减而成，方中厚朴、陈皮理气醒脾，重用神曲、炒二芽健脾助运，木香、砂仁燥脾行气，藿香助朴、陈醒脾，紫苏梗助砂仁顺气，共奏健脾之功；柴胡、黄芩调和少阳枢机，党参扶正、姜半夏降逆，共理一身之气机；旋覆花（包煎）、代赭石（先煎）降逆；海螵蛸制酸止痛。二诊又加生白术、枳实以增强疏导脾胃之功，三诊又加大生白术、炒二芽、神曲剂量，以健脾助运，加龙牡、代赭石以增强降逆之功，总体不离健脾与行气，患者症状明显相继改善。

病案三

蒋某，女，25岁，2018年6月23日初诊。

主诉：胃脘不适1月余。

现病史：患者自述近期食辛辣、油腻食物后出现胃脘不适，伴胃胀、嗳气，偶有反酸、烧心，便调，纳差，眠可。舌淡，苔薄黄，脉细滑。

西医诊断：功能性消化不良。

中医诊断：痞满。

证型：脾虚气滞。

治则：健脾和胃，理气止痛。

方剂：柴平汤化裁。

药物组成：藿香12g，佩兰10g，柴胡9g，黄芩9g，黄连9g，蒲公英15g，姜半夏9g，党参10g，厚朴10g，陈皮10g，神曲30g，炒麦芽30g，炒谷芽30g，海螵蛸20g，旋覆花（包煎）15g，煅瓦楞30g，生姜3g。7剂。

二诊：症减。初诊方加砂仁9g、代赭石（先煎）15g，

7剂。

三诊：烧心，脘腹胀满，大便可。舌淡，苔薄黄。二诊方加焦槟榔9g、蒲公英15g，7剂。

四诊：烧心，胃脘轻微不适。舌淡，苔薄白，脉沉细。

药物组成：党参12g，炒白术10g，茯苓10g，炒薏苡仁20g，木香10g，砂仁10g，陈皮10g，姜半夏9g，旋覆花（包煎）15g，海螵蛸20g，神曲20g，炒麦芽20g，炒谷芽20g，生姜3g，7剂。

按语：本患者以胃胀不适为主要症状前来就诊，随饮食不节而发作，伴有反酸、烧心、嗳气，中医辨证为脾虚气滞型痞满，西医诊断为功能性消化不良。其病因正如《景岳全书》云："凡过于忧思，或过于劳倦，或饥饱失时，或病后脾气未醒，或脾胃素弱之人……"患者平素饮食不节，日久损伤脾胃，脾失运化，气滞中焦，发为胃胀；胃为六腑，胃气以通降为顺，胃之运化失常，故气机上逆，发为嗳气、反酸、烧心。故以健脾和胃、理气止痛为基本治疗原则，以柴平方为基础方，随症加减。用柴胡、黄芩、姜半夏、党参，取小柴胡汤调节气机、健脾和胃之义，可使少阳得和，气机得通，胃气得和，痞满自消，兼之苔薄黄，投以黄连、蒲公英合黄芩以清热；厚朴行气而兼祛湿，陈皮理气和胃，醒脾以助厚朴，取平胃散和胃运脾、化湿消食之义；纳差，加神曲、炒二芽，护胃健脾、助消化，加藿香、佩兰以醒脾开胃；反酸、烧心，加旋覆花（包煎）降逆，海螵蛸、煅瓦楞制酸止痛。诸药配伍得当，诸症自然得愈。

/"调肝通降三法"治疗肠上皮化生经验/

一、现代研究

（一）概念

胃黏膜萎缩指胃腔固有腺体减少，胃黏膜变薄，胃小凹变浅。胃黏膜萎缩包括生理性萎缩和病理性萎缩，其中病理性萎缩又包括非化生性萎缩和化生性萎缩两种类型。进展为胃腺癌最常见的胃黏膜状态是胃黏膜萎缩和肠化生，统称为"慢性萎缩性胃炎（CAG）"。肠腺上皮是胃黏膜的常见病变，胃黏膜腺体有肠化生者称为"化生性萎缩"，即肠化生（IM）。

多数化生性萎缩患者可无明显临床症状，有症状者主要表现为非特异性消化不良，如上腹部不适、饱胀、疼痛、食欲不振、嗳气、反酸等，部分还可有健忘、焦虑、抑郁等精神心理症状。

对化生性萎缩的诊断主要依赖于内镜与病理检查。萎缩性胃炎内镜下可见黏膜红白相间，以白为主，皱襞变平甚至消失，部分黏膜血管显露，可伴有黏膜颗粒或结节状等表现。慢性胃炎活检显示有固有腺体的萎缩（包括化生性萎缩和非化生性萎缩），即可诊断为萎缩性胃炎，不必考虑活检标本的萎缩块数与程度。临床医师可结合病理结果和内镜所见，作出病变范围与程度的判断。

（二）流行病学

目前有关CAG的流行病学资料较少。各研究因采用的诊断标准不一致（胃镜或血清学）而缺乏可比性。但目前比较一致的看法是CAG患病人群变异较大，在胃癌高发的东亚、东欧、南美等地区，CAG及肠化的患病率也相对较高，CAG发病无明显性别差异。我国自胃镜检查以来，CAG检出率占胃镜受检患者总数的7.5%～13.8%；世界范围内均为老年人高发，随年龄增长发病率也随之增高。世界卫生组织调查发现20～50岁患病率仅10%左右，然而51～65岁则高达50%以上。有报道称，CAG每年的癌变率为0.5%～1%，伴有异型增生时癌变率更高。

（三）病因和发病机制

Hp感染可引起慢性活动性胃炎，在胃黏膜萎缩和肠化生的发生和发展中也起着重要作用。胆汁反流、长期服用NSAID（包括阿司匹林）等药物和乙醇摄入是慢性胃炎相对常见的病因。

（四）西医治疗

主要治疗药物为：根除Hp、胃黏膜保护剂、叶酸、维生素和微量元素硒。

二、中医认识

（一）病因病机

慢性萎缩性胃炎主要归属于中医学中的"胃脘痛""痞满""呃逆"等范畴，虽然病证不一，但究其病因，不外乎外感六淫、饮食不节、情志不畅、劳逸不调、素体脾虚等。

1.饮食因素

《脾胃论》中提道："夫饮食不节则胃病。"《素问·痹论》曰："饮食自倍，肠胃乃伤。"长期饥饱失常，饮食偏嗜都会损伤脾胃，导致脾胃气滞，浊气不降，此所谓"胃气上逆固病，即不上逆，但不通降，亦病矣"（《临证指南医案》）。胃脘疼痛可因饮食停滞于胃，胃中气机不畅而致，或因胃阳不足，复感外寒进食生冷食物，中寒顿起而致，或因积湿生热，与肠胃素有伏热、过食厚味生热、气郁不舒生热而致。

2.情志因素

《素问·举痛论》中提出："怒则气上，喜则气缓，悲则气消，恐则气下，寒则气收，炅则气泄，惊则气乱，劳则气耗，思则气结。"七情失常，气机逆乱，脾胃气滞，气滞不能运行气血，气血瘀滞。如李东垣所言："皆先由喜怒悲忧恐，为五贼所伤，而后胃气不行。"胃气呆滞，浊气停留，日久不能化生气血，引发慢性萎缩性胃炎。

3.其他因素

先天禀赋不足、久病、年老等致脾胃中气虚弱，气血运行受阻及化生不足，或长期邪热内炽，损伤胃阴，发而为病，如《临证指南医案》曰："数年病伤不复，不饥不纳，九窍不和，都属胃病，阳土喜柔，偏恶刚燥。"

（二）辨证论治

主要证型有：肝胃气滞证、肝胃郁热证、脾胃虚弱证（脾胃虚寒证）、脾胃湿热证、胃阴不足证、胃络瘀血证。以脾胃虚弱、肝胃气滞多见。

①肝胃气滞证。治则：疏肝理气，和胃降逆。方药：柴胡疏肝散加减。②肝胃郁热证。治则：清肝泄热，和胃止痛。方药：黄芪建中汤加减。③脾胃虚弱证（脾胃虚寒证）。治则：温中健脾，和胃止痛。方药：黄芪建中汤加减。④脾胃湿热证。治则：清热化湿，和中醒脾。方药：连朴饮加减。⑤胃阴不足证。治则：养阴和胃，理气止痛。方药：一贯煎合芍药甘草汤加减。⑥胃络瘀阻证。治则：理气活血，化瘀止痛。方药：失笑散合丹参饮加减。

（三）其他疗法

针灸治疗：针灸治疗有助于改善CAG的临床症状，可减轻胃脘痛、胀满、嗳气、反酸、纳呆等症状。各证型均可配合应用，尤其适用于胃动力障碍引起的疼痛或胀满，或寒性、急性胃痛。基本取穴：足三里、中脘、胃俞、脾俞、内关。辨证配穴：肝胃不和加肝俞、太冲、期门；中焦郁热加天枢、丰隆；脾胃虚弱加脾俞、梁丘、气海；胃阴不足加三阴交；脾胃虚寒者，可用灸法，选取上脘、中脘、下脘、足三里；气滞血瘀证加太冲、曲池、合谷；气虚血瘀证加血海、膈俞等；兼有恶心、呕吐、嗳气者加上脘、膈俞。

三、治疗肠上皮化生个人临床经验总结

任教授根据本病临床表现，认为本病属中医学"痞满""胃脘痛"等范畴。结合现代国人多油盐肥甘、少谷物杂粮的西化饮食习惯以及快节奏、高压力的生活方式，任教授认为脾胃中焦常因"滞"产生各种病理变化而引发升降失常，与慢性胃炎伴发的肠上皮化生多与"食""情"相关，食滞、气滞、湿滞、瘀滞等邪实停内，日久不愈，总以脾虚不运为本。任教授临床从调整气机升降入手，以调肝助腑通降，邪去而使脾运渐复。

（一）病因病机

1.胃腑宜满，通降为顺

饮食入胃，胃先受盛，加之六淫七情邪实为患，胃降失常，以胃脘部痞胀或疼痛为主要症状。正如《素问·太阴阳明论》中所载："阳道实，阴道虚。"阳明胃土传而不化，生理上实而不满，但阳热邪实有余，胃腑易滞易满，病理上腑病多实滞。积滞在胃，传导阻塞不畅，除滞通降顺应了胃向下传导的生理功能。

2.脾易虚损，复运为要

"四季脾旺不受邪"，胃病滞久，生湿化热，累及脾土，致其虚损不升运，多形成虚滞，从而复生他邪，虚实交杂互为

因果，加重脾胃升降不调，导致泄泻、神疲等。《灵枢·五癃津液别》述："五脏六腑，心为之主……脾为之卫。"Hp感染作为可引起肠上皮化生的危险因素，属中医外感之邪，脾虚正气乏源，机体与胃黏膜卫外失职，邪阻气血，运化无力，加重局部气血瘀滞。补虚助运，恢复脾的运化升清功能亦可助"通"。

3.肝易郁逆，疏泄则和

脾胃乃中焦气机升降之枢，清升浊降；肝木疏泄，肝气条达乃全身气机畅达的关键，是脾胃水谷运化的基础。木土互助互运，以令全身之气流动如环，但肝与脾胃本身存在木土相克、相侮的生理病理关系，《知医必辨·论肝气》中论："肝气一动，即乘脾土，作痛作胀，甚则作泻，又或上犯胃土，气逆作呕，两胁痛胀。"肝木用阳，阳土宜降，或有饮食失宜，胃浊不降，又或恼怒忧思，郁而化火，中满肠虚，邪无以出，则胃气不降，肝气上冲而逆；肝本体阴，阴土喜升，当肝病失疏，传及脾土使肝脾气郁难升，或脾虚邪滞在先，肝反被抑，郁遏不行。对于气机而言，气之上逆、郁滞皆为气机失调。

故任教授认为木土关系在消化系统疾病中尤为重要，其中上消化道疾病以肝胃不和为主，与胆胃相关。肠上皮化生之病位在胃，邪在胆腑，肝失疏泄，胆气上逆，从而引起胆汁、肠液等反流致病，故治疗肠上皮化生从"逆"着手，以"降逆"为原则。

胆属腑从肝，或随肝胃气机上逆，或因"土弱而不能达木，则木气郁塞，肝病下陷而胆病上逆"（《四圣心源·脉法》），胆气当降不降。胆汁为肝之余气所化，亦可失于常守，随气逆上溢入胃，表现为呕苦、嘈杂，加之患者罹患疾病所产生的不良心理状态，情志致病是重要因素，思使气结，肝木被遏，于是"肝木不升则克脾土，胆木不降则克胃土"（《医学求是》），木土冲和、气机畅达才能使胆胃之气沉降。任教授在临床诊治过程中发现部分胃镜未提示胆汁反流、无Hp感染、有中重度萎缩伴肠上皮化生的患者在短期内服用质子泵抑制剂后仍有胃内烧灼感，说明反流现象的存在。

第五次全国Hp感染会议的共识报告指出，根除Hp可改善黏膜炎症，甚至逆转萎缩，但难以逆转肠上皮化生。目前有西医临床研究证实，胆汁酸具细胞毒性，能刺激组胺和胃泌素释放，增加胃酸分泌，降低胃黏膜防御，同时抑制幽门括约肌收缩，可通过胆汁酸稳态调控法尼酯衍生物受体诱导肠道特异性转录因子尾型同源盒基因2促成肠上皮化生。发生反流时胆盐与胃酸、十二指肠液中的胰液和消化酶等联合作用于胃黏膜，损伤达到黏膜下层，逐渐形成腺体萎缩、肠上皮化生、异型增生，损害程度与反流程度呈正相关。焦虑、抑郁情绪与胆汁反流关系密切。基于以上理论，任教授认为对于非基因突变引起的肠上皮化生与反流相关，不仅局限于胆汁，进一步更是肠液的反流，是胃黏膜在反流环境下的适应性改变，虽病变在胃，治病应明机求本，控制反流比单纯抑制酸碱更重要。"调肝"是从肝的生理功能出发，一能疏畅气机，助益脾胃升降；二能顺降胆逆，控制局部反流；三能解郁调神，促进整体和顺，以达"土无木克则脾胃之气自易升腾"（《外经微言·肝木篇》）之效。

（二）治疗原则

1.木土不和，疏肝和降

肝胃不和证在疾病初期常见，与情志关系密切，常以中上焦气滞为主。肝气横犯可致胃脘满痛，气逆上冲则胸胁窜痛，肝的疏泄功能减退常见脘闷、嗳气等，舌淡红苔白，未见热象，任教授用柴平汤合旋覆代赭汤为主方疏肝理气、和胃降逆。因脾虚为本，如姚止庵在《素问经注节解》中云："脾本湿土，而性则喜燥，盖湿极则气滞而不能运化矣。"食滞、气滞均可化生痰湿，加重胃气壅滞不行。柴平汤中小柴胡汤疏肝利胆通调脏腑气机；平胃散燥湿行气通滞，常以白术易苍术；白术配枳实意取枳术汤，攻以通腑降气，守则益气升清；旋覆代赭汤和胃降逆。情志过急，郁而化火者，配淡豆豉、栀子、蒲公英等苦泄郁热、辛散疏肝；思虑寡欢，胸咽梗塞者，加用紫苏梗、预知子、合欢皮等开郁顺气。其中，合欢皮解肝郁，调心神，《本草求真》中曾载："合欢，气缓力微，用之非止钱许可以奏效，故必重用久服，方有补益怡悦心志之效矣。"任教授常以20g作为起始剂量，认为此药虽不能直接调和脾胃，但以其入心肝，行血分之力，解肝克伐、安养心血以滋助脾气。

2.土壅木塞，扶肝运脾

胃腑病久，传及脾脏，脾湿有余，运化不足，肝木壅遏，升发不得。脾胃气虚，见纳少神疲，食后胀满，气虚日久，损阳生寒，脾胃无阳，食谷不化，气血无阳，凝滞不行，故脘腹寒痛，完谷不化，舌淡或胖，伴有齿痕，舌苔白或厚腻。对于脾虚气滞证，任教授常用香砂六君子汤随症加减，六君子汤益气运脾，砂仁温燥太阴湿土，木香助扶肝木升发，常合柴平汤增疏肝通滞之力，同时据患者舌苔厚腻程度适时合用茯苓、薏苡仁，取其淡利消饮之性助脾健运。若气虚甚，加炙黄芪、升麻、佛手等补虚升提助肝；若阳虚寒甚，配伍桂枝、香附、干姜、吴茱萸等辛散温通，鼓舞气血，暖肝行气。慢性萎缩性胃炎常与肠上皮化生伴发。阳明水谷之腑以多气多血为生理特性，对于慢性萎缩性胃炎而言，腺体的萎缩多由浅表性胃炎反复迁延而来，阳明胃腑多气多血，病初邪实轻浅在气，气滞则血瘀；久疾消耗气血，脾虚生化无源，痼疾入络而瘀；此外患者以中老年人群为主，脏腑机能减退，"气血不虚则不滞，虚者无有不滞者"（《景岳全书》），脾虚与瘀滞是慢性萎缩性胃炎发展的必然结果。由此，无论慢性萎缩性胃炎还是肠上皮化生的发生均意味着胃黏膜局部微循环血运的不足及防御能力的下降，故任教授认为在调肝通降的基础上配合化瘀之法方可奏效。《临证指南医案·诸痛》有论："积伤入络，气血皆瘀，则流行失司，所谓痛则不通也。久病当以缓攻，不致重损。"任教授认为血瘀非一日而成，化瘀也非一日之功，当复脾健运而缓消瘀血，常配伍丹参20g、莪术6g为用。丹参性微寒，能解毒，入心肝经助行血运，又功兼养血，莪术温散香疏，破气行瘀。两药合用，寒温互济，在党参、白术等健运益脾的基础上可久用而无损元气。若伴中重度萎缩和（或）肠上皮化生则加用三棱，辅莪术增破血行气克削之力。三药协同，祛瘀生新，改善胃部微循环，发挥抗血栓、扩张微血管、抑制炎症和抗癌等的作用。

3.寒热相杂，泄肝通降

中气虚弱，脾胃升降失常，虚实寒热常相兼致病，可见胃脘胀痛、灼热，易饥，畏寒，或满或泻，食辛辣、寒凉皆有不适等典型症状，舌红苔腻或有微黄，此寒热错杂证非用半夏泻心汤平调寒热、和胃通降不可愈。半夏、干姜辛热上行，温通气滞，黄芩、黄连苦寒下沉，泻降湿热，党参平补中虚，五药同复中焦升降而使肝气条达。

以此为基础化裁，阳郁不解，易与脾湿合为湿热，湿与热本身即为一对矛盾的病邪，湿宜温化，热宜寒清，但任教授常教导"湿热相合如油裹面"，缠绵难愈，不能妄用寒凉以求速效。湿重于热，舌苔腻而微黄者，加砂仁、厚朴、陈皮等辛温畅中，以茯苓、薏苡仁、滑石、竹叶等甘淡清利，合预知子、郁金等泄肝利气；热重于湿，舌苔中根黄腻者，去干姜，在前基础上重用茯苓、薏苡仁、芩、连等祛湿热之品以使热无所依存，复取大黄、黄柏、栀子等疏泄凉降之品，苦寒与辛温互佐互助，使湿热上下分消。实际上辛苦通降法贯穿于任教授所有用药加减之中，辛味上散能通气，苦味泻降能燥湿，辛苦合用，使腑气上下通畅，无形之中亦使肝气疏调、升降有度。

四、典型病案

病案一

患者，女，45岁，2017年4月26日初诊。

主诉：胃脘部疼痛5月余。

现病史：胃脘部疼痛，每于饥饿时发作，纳后稍缓，伴嗳气、胸骨后不适，或有胀闷，纳食少，夜眠可，大便质干，4～5日一行。舌淡红，苔薄黄，脉弦。辅助检查：胃镜及病理结果报告示（胃窦）慢性重度萎缩性胃炎伴重度肠上皮化生，少许腺体轻度异型增生。

西医诊断：慢性萎缩性胃炎伴肠上皮化生。

中医诊断：胃痛。

证型：脾胃虚寒，气郁化热。

治则：湿脾散寒，理气清热。

方剂：黄芪桂枝五物汤加减。

药物组成：炙黄芪15g，桂枝10g，炒白芍15g，炙甘草9g，柴胡9g，紫苏梗10g，黄芩9g，姜半夏9g，陈皮10g，厚朴10g，生白术30g，枳实10g，旋覆花（包煎）15g，代赭石（先煎）15g，丹参20g，莪术6g，三棱6g，大黄（后下）3g。14剂，水煎服，每日1剂，早晚分服。

二诊：患者自诉药后胃脘舒适，胀痛发作次数均减，大便仍干，4～5日一行，纳可，舌淡苔薄黄，脉弦。按初诊方加生白术至40g、大黄至5g，加枇杷叶10g。14剂，水煎服，每日1剂，早晚分服。

三诊：患者来诉大便改善，2～3日一行，余无不适，纳可眠佳，舌淡苔薄黄，脉沉弦。照二诊方加火麻仁、神曲、炒麦芽、炒谷芽各30g，焦槟榔6g，14剂，服法同前。

患者前后就诊共计12次，期间按时服中药辨证加减治疗半年有余，至2019年11月1日于我院复查胃镜及病理检查提示：（胃窦）慢性浅表性胃炎，少许腺体肠上皮化生。得此结果，患者欣然带药14剂返乡以巩固疗效，后电话随访，患者诉未有任何不适。

按语：患者为中年女性，是慢性萎缩性胃炎及肠上皮化生的好发人群，察其身形瘦长，语声低微，属脾虚之候，审其胃镜结果，病症所存时日必久，气虚及阳已成必然，积滞、郁热、瘀滞不化，虚实寒热交杂，土壅木塞，三焦气机不畅。四诊合参，当以复脾健运为要。方中炙黄芪、桂枝、炒白芍、炙甘草益气温中缓急，柴胡、紫苏梗辛苦通行，条达肝气，姜半夏、陈皮、厚朴辛温除滞畅中，黄芩、大黄温中有清，配合生白术、枳实推陈通腑并导热下行，旋覆花（包煎）、代赭石（先煎）降逆止嗳。"气血不虚则不滞，虚者无有不滞者"，阳明胃腑多气多血，病初邪实轻浅在气，气滞则血瘀；久疾消耗气血，脾虚生化无源，痼疾入络而瘀，丹参性微寒，莪术温散香疏，破气行瘀，在黄芪、白术的基础上破瘀行滞而不伤正。任教授常言：腑气不通、胃气不降则胀难消。故欲降胃气，必先通腑气，先后使用生白术、枳实、焦槟榔补气助推，大黄导热通腑，火麻仁润肠下气，神曲、炒麦芽、炒谷芽开水谷之源以助运化，并协药达病所，益肝气生发条达，层层递进使脾胃通运。

病案二

石某，女，67岁，2015年8月4日初诊。

主诉：间断胃脘不适6年。

现病史：患者胃脘不适、嘈杂，伴口干、口苦，活动后出汗多，心烦，手脚凉，失眠，无胃胀痛，无烧心、反酸，无恶心、呕吐，精神疲乏，食欲差，大便质可，排便困难，小便可。舌淡，苔薄稍黄，脉沉。辅助检查：胃镜示慢性萎缩性胃炎伴糜烂、中度肠化。病理示：（胃角）中度化生性萎缩性胃炎。

西医诊断：慢性萎缩性胃炎伴肠上皮化生。

中医诊断：嘈杂。

证型：肝胃不和证。

治则：疏肝理气，和胃化湿。

方剂：小柴胡汤合平胃散加减。

药物组成：藿香12g，佩兰10g，柴胡9g，黄芩9g，姜半夏9g，党参10g，厚朴9g，陈皮10g，栀子9g，淡豆豉10g，神曲20g，炒二芽各20g，合欢皮30g，炒酸枣仁30g，黄连9g，焦槟榔6g。7剂。

二诊：初诊方加生白术30g、枳实10g、神曲30g、炒二芽30g，大黄3g，10剂。

三诊：症减，眠可，出汗，苔白，脉沉。二诊方减柴胡至6g、黄芩至6g、黄连至6g，加砂仁9g，7剂。

四诊：胃症缓解，夜眠可，仍自汗出，动则加剧，舌淡，苔薄黄，脉沉。三诊方加炙黄芪至30g，7剂。

五诊：上症减。照四诊方，7剂。

六诊：症又作，纳呆，咽部似有异物，苔薄白。用药如下：柴胡9g，黄芩9g，姜半夏9g，党参12g，紫苏梗10g，厚朴10g，陈皮10g，茯苓20g，木蝴蝶10g，预知子10g，枇杷叶10g，旋覆花（包煎）15g，炒二芽各30g，合欢皮30g，神曲30g，生姜3g。7剂。

按语：患者为老年女性，脏腑机能减退，胃腑病久传及脾脏，脾湿有余，运化不足，肝木壅遏，升发不得。脾胃气虚，见纳少神疲。气虚日久，损阳生寒，脾胃无阳，食谷不化，气血无阳，凝滞不行，故手足冷，舌淡脉沉。柴平汤中小柴胡汤疏肝利胆，通调脏腑气机；平胃散燥湿行气通滞；藿香、佩兰辛散性温，醒脾开胃，化湿辟秽；神曲、炒二芽健脾和胃；合欢皮解肝郁，调心神，任教授认为此药虽不能直接调和脾胃，但以其入心肝，行血分之力，解肝克伐、安养心血以滋助脾气。该患者平日情志过急，又伴口干、口苦，已是郁而化火之象，配淡豆豉、栀子苦泄郁热，辛散疏肝；二诊方中加以大剂量白术30g，因白术苦温平和，既补又通，配枳实意取枳术汤，攻以通腑降气，守则益气升清；三诊症减，减柴胡、黄芩、黄连剂量，加砂仁增强化湿开胃之效。六诊时症又作，伴咽部异物感，加用紫苏梗、预知子开郁顺气，旋覆花（包煎）和胃降逆。诸药合用，共奏疏肝理气、和胃降逆之效。

病案三

陈某，女，62岁，2016年7月5日初诊。

主诉：胃胀3年，加重伴疼痛3月余。

现病史：3年前无明显诱因出现胃胀，遇冷加重，得热则

舒，嗳气频频，饮食不适、情志不畅，均导致胃胀加重。近
3月来出现疼痛感，下午尤甚，大便不成形，日一行，小便
黄，有异味，伴有疼痛，恶闻油腻肉食，不喜冷食，睡眠可，
多梦。舌淡苔白，脉沉。辅助检查：胃镜示慢性萎缩性胃炎伴
糜烂、十二指肠球部溃疡。病理示：胃窦轻度慢性萎缩性胃炎
伴肠化。

西医诊断：慢性萎缩性胃炎伴糜烂。

中医诊断：胃痞。

证型：肝郁脾虚。

治则：疏肝健脾。

方剂：六君子汤合旋覆代赭汤加减。

药物组成：党参12g，炒白术10g，茯苓20g，陈皮10g，
姜半夏9g，木香10g，砂仁10g，炒薏苡仁10g，厚朴9g，旋覆
花（包煎）15g，代赭石（先煎）20g，干姜3g，香附9g，神曲
20g，炒麦芽20g，炒谷芽20g，生姜3g。7剂。

二诊：初诊方去干姜，加紫苏梗10g、木蝴蝶10g，7剂。

三诊：胃胀，大便稀、泻、嗳气。舌淡苔薄稍黄，脉沉。
二诊方加茯苓至30g、炒薏苡仁至30g，7剂。

四诊：症减，三诊方加桂枝10g、炒白芍15g、炙甘草9g，
7剂。

按语：患者胃胀3年，病程日久，久则脾气亏虚，脾虚则
运化无力，肝木壅过，升发不得，肝木不升则克脾土，故每遇
情志不畅，均导致胃胀加重，辨证为肝郁脾虚之证。食滞、气
滞均可化生痰湿，加重胃气壅滞不行，故选用六君子汤益气

运脾，合柴平汤疏肝利胆，通调脏腑气机。方中党参补虚助运，助脾恢复运化升清；砂仁温燥太阴湿土，木香助扶肝木升发；厚朴、陈皮等辛温畅中；加用茯苓、炒薏苡仁，取其淡利消饮之性助脾健运；姜半夏、干姜辛热上行，温通气滞；柴平汤中的平胃散燥湿行气通滞，因苍术辛燥耗气，走而不守，故改用白术，其苦温平和，既补又通，配枳实意取枳术汤，攻以通腑降气，守则益气升清；又加旋覆代赭汤以和胃降逆。多方合用，同复中焦升降而使肝气条达，共奏疏肝解郁、益气健脾之效。

别人眼中的任顺平

任顺平担任中华中医药学会脾胃病专业委员会常委；中国中西医结合学会消化系疾病专业委员会委员；世界中医药学会联合会消化病专业委员会常务委员；山西省中医药学会理事，兼脾胃病专业委员会秘书长；山西省医学学会消化内镜委员会委员，山西中西医结合学会消化系统疾病专业委员会副主任委员。在他带领下的脾胃病科，为国家重点专科、国家重点学科、省重点专科。他擅长中西医结合治疗食管胃肠及肝胆胰疾病，如慢性萎缩性胃炎、胃食管反流病、溃疡性结肠炎、消化性溃疡、肠易激综合征、功能性消化不良、慢性胆囊炎、慢性胰腺炎、肝硬化、腹水等各种病症，均有良好的治疗效果。他能熟练开展电子胃镜、肠镜检查，并可开展镜下微波、射频介入治疗吻合口狭窄、胃黏膜脱垂、疣状胃炎、胃肠道息肉等疾病，疗效显著、成绩斐然。他以身作则，为后辈树立做人做事治学的榜样。其从医30多年来，先后培养硕士研究生23名，培养学术带头人1名，培养学科骨干4人。师门众人在任老师的教导下，谦逊做人，踏实做事，勤勉治学，投身于中医药事业。为国家、社会贡献着自己的力量。

在同事眼中，他是认真学习、努力付出、坚韧不拔的科室带头人，也是老骥伏枥、志在千里、永不停歇的中医奋斗者；在学生眼中，他是中医药的传承者、兼收并蓄的发展者，也是恩情似海深的学业引路人、人生启明星；在患者眼中，他是妙手回春的医者，也是和蔼可亲的朋友和亲人。

/ 忙碌的身影 /

建院初始，年轻的他认真学习，积极工作，在中医药领域大胆尝试内镜工作。在不懈努力下，我院的胃镜室有了进一步的发展。当时我们的内科还是综合大内科，分为内一、内二，任顺平在内二科。当时内二科的病人也很多，他一个人管十几个病人，还要抽出时间去胃镜室工作。每周三个夜班，白天没有休息时间，24小时连轴转，吃在医院，住在医院，把全部青春奉献给了他热爱的医疗事业，年复一年，日复一日，没有节假日。那时的医院条件比较差，整个医院只有一栋四层楼，一、二层是门诊，三、四层是住院病房，值班费仅10元。就是这样，他也没有怨言，医院里总能看到他忙碌的身影。一晃就是十年。

随着医院的发展，大内科分成各专业科室，脾胃病科成立，任顺平担任了脾胃病科主任。他身上的担子重了，工作更加紧张了。建科初始也就是两三个人，在他的努力下脾胃病科得到了发展和壮大，人员在增加、床位在增加，科室的轮换也在扩大，他不但要管理好科室建设，还承担了胃镜室主任的工作。他把两个相关的科室搞得有声有色、相互协作，形成了消化病诊断、治疗、住院一条龙。在他的努力下，脾胃病科得到国家中医药管理局及卫健委的高度认可，被评选为国家重点学科和重点专科，为医院的发展创造了先决条件。今天的中医三甲医院是往日奋斗的结果，而脾胃病科在医院的发展壮大过程中发挥了举足轻重的作用。

任顺平主任带领的脾胃病科经历了辉煌的30年，不论门诊量还是住院量都是名列前茅，在各项诊疗活动中也没有出现过大的差错、事故，受到广大患者的好评。他对科里的年轻大夫关怀备至，各项工作都考虑得非常仔细。科室同事团结友爱、互相帮助、医护协调、工作有序，工作氛围一派和谐。而任主任本人则承担了科室太多的工作——门诊量全科第一，早来晚走，对每一位病人都是耐心解释，细心诊治，患者送来的感谢信和锦旗不计其数；查房中一丝不苟，给下级医师及实习、进修人员耐心讲解，手把手地传授诊疗技巧；科室科研工作紧抓不放，率先带领下级医师承担各项国家及省部级科研项目，并要求所有副高以上人员都要有科研课题。辛勤的工作给他带来了巨大的压力，但其哪怕身体健康状况不佳，也硬是一刻也没有停歇。他这种忘我的精神得到了院领导的关注，虽然到了退休年龄，但院里决定让他继续留任脾胃病科主任，带领全体脾胃病科医护人员再创佳绩。脾胃病科贾民主任医师这样说："任主任虽然年过六旬，但他的工作热情让我们敬佩。他把他一手拉扯大的脾胃病科看得很是珍贵，不仅拉扯大它，还要让它茁壮成长。"

/"三条腿"走路 /

任主任常说，要想当好消化大夫，走得长远，必须要"三条腿走路"。

其一就是中医的望闻问切功底，要学会辨证论治，不偏不倚，正确地认识疾病的本质。在日常门诊中，任老师专以脾胃，从肝立论，辨证施治。30多年的从医生涯使他练就一双"火眼金睛"。询问症状，以舌为镜，紧抓病机，处方灵活。当同学们尚被患者的语言所迷惑，"带着跑"时，任老师便已抓住主要矛盾，以法立方。

其二便是胃镜检查。消化科大夫不会用镜子，不会看镜子，那这样就不算是一个全面的消化科大夫。胃镜是消化科大夫的眼睛，拿不起镜子，就相当于盲人摸象，看不清疾病的本质。中医是一种哲学医学，自身存在一些局限性，有些地方目前还处于"黑箱"，需要借助一些现代的医学手段使其越来越透明。其实，现在的一些医学检测手段并非仅仅是西医的专利，不管是X线，还是CT，抑或是其他的检测设备，都是中医打开"黑箱"的一把钥匙。因此，一定要借助现代的科学手段来促进中医的发展。在临床工作中，胃肠镜就作为一把"钥匙"，可以帮助消化科医生解开脾胃病的"黑箱"。在内镜下，能直观地发现消化道的一些细微变化，这些变化单纯凭借中医望闻问切往往很难判断出来。这样能帮助开拓中医大夫的思维，解开心中的困惑，精准用药，收效显著。发现一例早癌，就能拯救一个生命，挽救一个家庭！

其三便是针灸治疗。单纯的中药汤剂治疗，往往起效慢，这时候便需要中医针灸来治疗一些急症。我印象比较深的是有一个30岁左右的年轻小伙，因为打嗝来看病，先后就诊于省内外多家医院，吃了很多药，花了很多钱，但是疾病迟迟没有治愈，让他饱受困扰。他的母亲通过打听便来到了任老师的门诊，刚来的时候他也以为就是单纯喝中药，抱着试试看的想法，但是老师一看他就说，扎扎针吧，就让我领着去了治疗室准备，那个小伙当时还有点忐忑，问我：这个扎针有用吗？在这之前，我也没有见过老师扎针，其实我也有点忐忑，但是出于对老师的崇拜，我便跟病人说，没有问题，我们主任扎针扎得可好了。不一会老师进来说准备好了吗？我说准备好了，让病人躺下，小伙有点紧张，老师说不用紧张，一会儿就好了，老师总共扎了没几根针，而且手法我也觉得很新奇。扎完了让我看着点，留针半小时，没一会病人的打嗝就明显好了很多，后面又复诊了几次，这个病人的打嗝就完全治好了。病人家属来感谢，说没想到主任扎针也扎得这么好，本来抱着试试看的心态，没想到治好了顽疾。老师讲针灸对于治疗很多急性疾病都有很好的效果，比如打嗝，而且给我们具体讲解了当天使用的行针手法是乾坤针法，这个是从他的恩师李继春老先生那里学来的，但是颇为遗憾的是没有学到李老的精髓，但是对于我们而言，这种神乎其技的手法仍让我们大为震撼。

/ 深夜的灯光 /

　　任老师在读书和思考方面是十分刻苦的。

　　每当夜静的时候，他书桌上的台灯总是准时拨亮，伏案阅读，孜孜不倦。不论阴晴寒暑，他每天晚上坚持学习三四个小时，几十年没有间断过。所读之书，加以思考，深入领会，去粗取精，去伪存真，一丝不苟。他要求学生也要这样："经典著作要精读深思，各家学说要博览包容，现代医学书籍要勤读牢记。真正做到烂熟于心，扎扎实实地把书读懂。"做学问，不但要勤学，而且要好问。只学不问，难以深思；只问不学，无以明理。要有好提问的精神，才能在学识上有所进步。

　　除了熟读经典，中医要干到老，学到老，永远要学习最前沿的知识。这句话，老师身体力行，给我们做了很好的榜样。有时候在我们的群里，都凌晨一点多了，老师突然发一些文章或者会议的内容，刚开始我是不理解的，因为后半夜大家基本都已经睡着了，而且我作为青年人上了一天班都感觉这么累，老师上午要去胃镜室做胃镜，下午还要出四五十人的门诊，为什么大半夜还在看手机呢？其实我很想跟老师说，老师不要熬夜，对身体不好，但是又想到他作为一个名中医，难道不清楚这些吗？

　　这件事的答案，直到有一次门诊护士询问才得以揭晓。老师说："我那么晚看手机是因为我刚结束一天的工作，然后学习一下最前沿的消化方面的知识，顺便跟你们分享一下。"

老师还说，他的床头都会放置一个笔记本，如果突然有一些关于专业方面的灵感，半夜也会开灯马上记录下来，就怕第二天忘记。这个习惯，老师在我跟诊第一天就分享过，让我们每个人都随身携带一个笔记本，随时记录问题，这样跟诊结束便于请教老师。

这个笔记本上的内容，就相当于平时捡的砖头、瓦片，等到积累到一定程度，或者有需要时，这些内容便可以盖成高楼大厦。临时恶补难以提高中医思维，持之以恒的积累才是王道。

任老师言传身教，给我们上了生动的一课。

/ 仁师仁医 /

恩师平易近人，常常对学生嘘寒问暖。师生和睦相处，关系如鱼得水。任老师对待来诊病人，从不分高低贵贱，皆以朋友亲人待之。虽然每日门诊工作很忙碌，但遇到典型患者，他总会抽取空闲时间，让同学们开具处方。待工作结束后，从立法、选方、选药、剂量方面，一一加以点评。让同学们明白自己的不足之处。任老师说："医学，是一个特殊的学科，大家要勤加练习，抓住一切上手机会。一个合格的医生，都是由一点一滴积累才成长起来的。"每周三下午门诊结束后，在寂静的诊室，同学们围师而坐，提出近期学习中遇到的问题……

任老师生性淡泊，不慕名利。他每次开药不用珍奇贵药，力求价廉效验。平日里衣着朴素，为人谦虚低调，出门在外从不讲排场。每次病人疾苦得愈，重展笑颜，夸赞任师妙手回春时，他经常岔开话题，刻意回避。

老师交往医界名流，总是虚怀若谷，善以人之长补己之短，从不存门户之见。昔光武帝大将冯公孙功勋卓著，征战间隙，每当众将争功论能、胡吹乱侃之时，冯异总是一个人默默地躲到大树下面。于是，士兵们便给他起了个"大树将军"的雅号。由此观之，恩师颇有古风。

2016年2月2日的《山西晚报》这样评论任师："他身上

有着明显的年代印记，语句没有太多修饰，毛主席语录张口就来。他是一个视'认真'为生命的人，'仁心'则已成为他融入血液的品质特征。"作为一名老共产党员，他始终坚持毛主席为人民服务的号召，秉持为医初心，真心为患者服务。去年任师由于身体原因，门诊开始限号，尽管身体尚未完全恢复，但只要有患者要求加号，他也会爽快地答应。虽然每次门诊只放20个号，但是最终看完就会到50人次。

看完最后一个病人，已过中午1点。经过一上午不间断的工作，任老师略显疲惫，靠在座椅里，喝着早就凉透的绿茶，很无奈地说："不忍心拒绝别人。病人，尤其是偏远地区赶来看病的，最为不易。能给他们看了就辛苦一些，让他们带药回去。咱们饿一会，累一点不要紧，不能因为累就让他们等下一次出诊再看。他们在太原无亲无故，等到下一次出诊，他们需要解决这两天的吃住问题，增加了他们的经济负担。"

他不是将为人民服务当作一句口号，而是真真切切在日常工作中尽心尽力为患者服务。宁可自己受累，也要尽己所能解决患者的看病问题。

/ 方圆人生 /

任老师说："做人要圆，做学问、做事情要方。为人处世要懂得圆融谦逊，尊重和倾听别人的意见、建议，要有海纳百川的宽广胸襟。做学问一定要有自己的棱骨，要形成自己的思想。一旦认定自己的道路和方向是正确的，就要一往无前，勇敢地坚持下去，在前行中不断充实、完善和丰富自己的学术思想体系，这样才能在纷繁复杂的社会中站稳自己的脚步，才能在学术界拥有一席之地。做事也一样，遇事要冷静分析，客观研判，作出正确的决定，一旦认定自己的判断是正确的，就要坚持下去，不能人云亦云，随波逐流。"

一圆一方，醍醐灌顶。

今简言任师之德行，乃冀同仁后辈前赴后继，明德以致理，晓法以求技，共同推动中医药事业走向更美好的明天。

后记

医路漫漫，知识浩如烟海，然其理一也。这个"理"便是中医思维。想要窥得一二，不仅需要触类旁通的巧思，更需要大量的临床实践。这便体现出了阅读名师名医经验的重要性。本书总结了任教授从医30余年的临床思路和诊疗经验，这来源于持之以恒的体悟和积累。中西结合贯穿全书，既体现了我的诊疗特色，也展现出了中医院与时俱进的一面。在前人的肩膀上继往开来，方能事半功倍。

作为一名医者，也作为一名老师，我最大的心愿莫过于自己的心得及从医过程中的每一点灵光乍现，都能够以最详尽的方法介绍给各位同仁，教授给莘莘学子，以求造福更多患者，让更多人能够感受到祖国医学的珍贵。一本书的问世，离不开作者的匠心独运，也离不开整理者的一丝不苟。本书是整个学术团队共同努力的结果，也是山西中医药大学附属医院脾胃病科蓬勃发展的写照。在此感谢大家的无私奉献，书中若有不足之处，也请各位不吝赐教，批评指正。星光不负赶路人，中医人在路上。愿每个中医学子都能够不忘初心，砥砺前行。